新编药物学临床应用

XINBIAN YAOWUXUE LINCHUANG YINGYONG

主编 董海明 王秀健 曹秀荣 程 伟

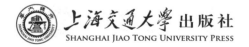

上海交通大学出版社
SHANGHAI JIAO TONG UNIVERSITY PRESS

内容提要

　　本书从临床实际出发，紧密结合当前临床药物学的发展现状及趋势，详细阐述了如何根据患者的不同病情选择合适的药物，并讲解了各类药物的适应证、用法与用量、不良反应、疗效评价等内容。本书内容丰富，文字流畅，兼具科学性与专业性，适合各级医疗机构的医师、药师参考使用。

图书在版编目（CIP）数据

　　新编药物学临床应用 / 董海明等主编. --上海 ：
上海交通大学出版社，2023.10
　　ISBN 978-7-313-27832-6

　　Ⅰ．①新… Ⅱ．①董… Ⅲ．①药物学 Ⅳ．①R9

　　中国版本图书馆CIP数据核字（2022）第255031号

新编药物学临床应用
XINBIAN YAOWUXUE LINCHUANG YINGYONG

主　　编：董海明　王秀健　曹秀荣　程　伟
出版发行：上海交通大学出版社
邮政编码：200030
印　　制：广东虎彩云印刷有限公司
开　　本：710mm×1000mm 1/16
字　　数：229千字
版　　次：2023年10月第1版
书　　号：ISBN 978-7-313-27832-6
定　　价：158.00元

地　　址：上海市番禺路951号
电　　话：021-64071208

经　　销：全国新华书店
印　　张：13
插　　页：2
印　　次：2023年10月第1次印刷

编委会

主　编

董海明（山东省淄博市中西医结合医院）

王秀健（山东省济南市第五人民医院）

曹秀荣（山东省金乡县中医院）

程　伟（山东省潍坊市第二人民医院）

副主编

李朝霞（河北省眼科医院）

杨桂欣（山东省莱州市人民医院）

艾新斗（山东省济宁市中西医结合医院）

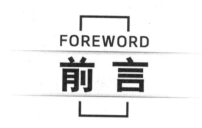

FOREWORD

前 言

　　药学领域的不断发展正在逐渐满足我国人民的药物使用需求,这种趋势极大程度地说明了我国药学正处于发展的上升阶段。所以,我国药学工作者更应该积极地加强药学方面的研究工作,充分认识到药物研究与应用对我国国民身体健康的重要性,明确我国药学的发展方向,通过不断地深入研究,找出符合我国药学发展的新模式,进而提升医药工作者的业务能力,最终达到使我国药学得到全面发展的目标,这对于药学工作者来说无疑是一个新的机遇与挑战。

　　如何抓住机遇、迎接挑战是现阶段药学工作者所承担的艰巨任务,此项任务的完成需要广大药学工作者做到以下两个方面:第一,药物在使用过程中极易出现排斥等不良反应,药学工作者需要对各个药物机制进行深入研究,尽量减少或避免药物不良反应的发生;第二,药学工作者应充分掌握各药物之间的联系,最大程度提升药物信息收集的完整性,同时做好药物的咨询工作,保证药物的合理应用。然而,目前广大药师缺乏药学进展的前沿信息和药物临床应用的实践经验,因此,我们特邀一批经验丰富的专家编写了《新编药物学临床应用》一书,希望能为提升我国的医疗卫生水平献出一份微薄的力量。

　　本书以"提高药物治疗水平、促进药物合理使用、保障患者安全和有效用药"为宗旨进行编写,既包含了近年来药物学研究的新理论和药物应用的新观点,又贯彻了循证医学的理念。首先,我们简要叙述了药学的基础理论知识,使读者对本学科有一个基本的认识;然后,结合疾病的流行病学、病因、临床表现等方面,对各类疾病药物应用的关键点进行了详细分析,指出了药物常见的不良反应,强调了合理用药的重要性。本书内容丰富,文字描述流畅,兼具专业性、科学性与实用性,适合广大药学工作者及医学院校学生参考使用。

编者在深入临床实践之余,怀揣着对药学事业的满腔热忱,希望能将自身在临床工作中的点滴经验,呈献给国内的同行。但由于编写时间仓促,学识水平及经验有限,且药学知识日新月异,书中难免出现不足之处,敬请广大读者批评指正,以便本书日臻完善。

《新编药物学临床应用》编委会

2023 年 7 月

CONTENTS

目 录

第一章 总 论

第一节 药物流行病学

药物流行病学是研究人群的药物利用、药物效应分布及其影响因素,以促进合理用药的学科,是临床药理学、临床流行病学与药事管理学相互交叉、相互渗透而产生的一门新的边缘学科。其研究对象是用药人群,研究内容是人群的药物利用情况与药物效应分布规律。

一、研究目的、任务与作用

药物流行病学研究的目的是描述、解释、验证和控制一定时间、空间与人群中,某一种药物的使用情况与效应分布。

研究任务涉及了解与分析人群中与用药有关的表现,其主要任务包括以下几项。

(1)研究药物流行病学的方法学,以快速并准确地发现用药人群中出现的不良反应,保证用药人群安全。

(2)在众多药品中为人群挑选和推荐经过科学评价疗效确切的药品,保障合理用药。

(3)使药品上市后监测方法规范化、实用化,推广应用计算机,建立用药人群数据库。

(4)研制使用的药物不良反应因果关系判断程序图或逻辑推理流程图。

(5)研究处方者用药的决策因素,改善其处方行为,提高处方质量。

(6)通过广大用药人群对常见病、多发病的用药(抗癌、抗感染、解热镇痛药)进行重点研究,推动合理用药。

(7)对抗菌药合理应用与控制病原体耐药性的研究与成果,以社会、人群为基础进行系统、深入、有效的推广应用。

药物流行病学的作用是通过药物在人群中产生的效应,为临床医疗与药品管理提供合理用药的依据。药品的安全性、有效性与价格的适宜性是合理用药的主要内涵,只有药物流行病学研究才能回答药物对特定人群(某种疾病患者的群体)或普通人群的效应与价值。这是药物流行病学区别于其他学科的独特作用。药物流行病学研究可通过了解药物在广大人群中的实际使用情况,查明药物使用指征是否正确、用法是否适宜、产生何种效应,以及查明药物使用不当的原因、纠正方法、药源性疾病发生机制与防治的宏观措施,最终达到促进广大人群合理用药,提高人群生命质量的目标。

二、研究方法

药物上市后监测的特点是样本较大,在进行监测时往往都使用流行病学的研究方法,通常应用的方法有以下几种。

(一)试验性研究或随机临床试验

预先制订随机、盲法、对照为基础的试验方案,以验证药物的防治作用与不良反应,并可直接估计发生毒性反应的危险度。多用于长期使用的药物对慢性疾病效应的评价,如降压药、降血脂药、溶栓药的疗效与不良反应研究。20世纪80年代以来对阿司匹林预防心肌梗死的效果、轻度高血压治疗意义的评价、长期使用降血脂药的效应都进行过实验性研究,得到许多有价值的合理用药资料。鉴于这种实验性研究受实验条件制约,受试人群的生活难以做到像非受试人群那样自然,故其结果是否足以完全代表自然的用药人群尚需进一步探讨、谨慎评估。

(二)观察性研究

观察性研究可以分为历史回顾队列研究、前瞻性队列研究、药物暴露对照研究、断面调查。

1.历史回顾队列研究

历史回顾队列研究要求有足够完善的病史与用药史记录,收集某时、某地的病历,探讨某些用药问题,主要适用于管理严格而规范的医疗单位。

2.前瞻性队列研究

在应用该研究时,用药效应与疾病转归已确定,但需查明有关效应与转归情况的发生率及其归因危险度,需要收集的信息也是预先确定,该研究是否成功与预测水平有关。

3.药物暴露对照研究

药物暴露对照研究,可用30～40例小样本,对照用药与否所产生的效应差异;设计要求防止偏倚,注意挑选病例,否则结果将有误差,设计严密也可得出客观结论。

4.断面调查

断面调查即横断面研究,其特点为不设对照组,依靠事件发生频率与样本量优势,提示某种可能性,为进一步研究打下基础。如要求处方者报告一个月内所见病例的详细病情及所用药物,以求同时发现用药与出现症状的关系并获得"发生率"数据。若样本大,如上千例用药者都在用药期间发生某种效应(如血尿),则提示此药可能导致血尿,为深入研究提供线索。上市后药物监测中,处方事件监测就属于一种横断面研究,它要求医师在一定时间内,对使用某药的病例所发生的情况,不断地随访较长时间(如半年)。一切病情与意外,无论看来是否与用药有关,都进行记录,然后汇总分析。处方事件监测常涉及数千至1万例用药者,要求有完善的组织工作。

临床流行病学的基本特点和原理是群体观点、分析程序和计算方法。其研究方法的作用强度和可信度一般认为实验性研究＞前瞻性队列研究＞回顾性队列研究＞药物暴露对照研究＞横断面研究。

药物流行病学研究的多种方法中,重点仍是大样本、多参数的综合分析,计算机科学及其应用为保证这个重点提供了必不可缺的工具,使药物流行病学工作者有可能在较短时间迅速得到正确结果。

第二节　药物不良反应

药物不良反应(adverse drug reactions,ADR)广义地讲,是指人类使用药物时所发生的与治疗目的无关的任何不良情况,包括正常医疗用药、有意识或无意识的超剂量服药、药物滥用或停药后所致的各种不良反应。

在 ADR 监测报告工作中,世界卫生组织将 ADR 定义为质量检验合格的药品在正常用法用量情况下出现的与用药目的无关的或意外的有害反应。毒性反应、变态反应、继发反应、药物的致畸、致癌、致突变、药物依赖性、菌群失调等均属 ADR 范畴。

ADR 监测是指对上市 ADR 的发现、报告、评价和控制。其目的是指导合理用药，减少相同 ADR 的再次发生。开展 ADR 监测工作的意义如下：①防止严重药害事件的发生、蔓延和重演；②为新药上市前审评、上市后再评价提供服务；③促进临床合理用药；④为遴选、整顿和淘汰药品提供依据；⑤促进新药的研制开发；⑥促进临床药学和药物流行病学研究。

一、ADR 相关概念

(一)非预期不良反应

非预期不良反应指性质和严重程度与文献或上市批文不一致，或者根据药物特性预料不到的不良反应。

(二)不良事件

不良事件是在治疗过程中可能发生的任何意外的有害反应，但不一定与用药有因果关系。

(三)严重不良反应/事件

严重不良反应/事件指与死亡、需住院诊治、延长住院时间、持久或显著性残疾或失能、威胁生命等相关联的事件。

(四)不良反应

不良反应是指药物在治疗剂量下发生的与治疗无关而对机体无明显危害的作用，这种作用根据治疗的需要在一定情况下可以转化为治疗作用。

(五)毒性反应

毒性反应是指药物引起机体的生理、生化功能或组织结构发生病理改变。其原因多属用药剂量过大、疗程过长或个体对某药物敏感性过高。根据中毒症状发生的快慢及接触药物的过程分为急性毒性、亚急性毒性和慢性毒性 3 种。急性毒性指一次或突然使用中毒剂量立即发生危及生命功能的严重反应，如洋地黄过量引起心搏骤停、循环衰竭、死亡；亚急性毒性是指反复给予非中毒剂量，于数小时或数天累积而产生的毒性反应，如氨基糖苷类抗生素引起的听神经损害；慢性毒性又称长期毒性，指长期反复用药或接触药物，长期蓄积后逐渐发生的毒性反应如生产有机磷农药的工人，常伴有胆碱酯酶活性降低而引起的胆碱能神经兴奋增高的症状。

（六）变态反应

变态反应是指抗原（药物或其他致敏原）与抗体结合形成的一种对机体有损害的免疫反应。其特点是与用药剂量关系不大，而与药物种类及患者体质（过敏体质）有关。

（七）致癌

致癌是指化学物质诱发恶性肿瘤的作用。据报道，人类恶性肿瘤 $80\%\sim85\%$ 是化学物质所致，药物也有致癌的可能性。

（八）致畸

致畸是指药物影响胚胎发育形成畸胎的作用。

（九）致突变

致突变指引起遗传物质的损伤性变化，可能是致畸致癌作用的原因。

（十）耐受性和成瘾性

耐受性是指某些药物的敏感性特别低，在常用量下不出现生理反应，有的甚至到中毒量才出现作用。产生耐受性的原因有先天和后天两种，先天受遗传控制，后天则由于反复用药而获得。成瘾性是指有些药物患者长期应用可产生依赖性，停药后不但原有的病症加重，还出现一些与之无关的新体征，称戒断症状。

（十一）反跳现象

患者长期使用某些药物，并已对其产生适用性改变，一旦骤然停药，可造成反跳反应。如麻醉性镇痛药的骤停可出现一系列综合症状，称之为戒断症状；巴比妥类药物骤停可产生烦躁不安、精神恍惚；苯二氮䓬类药物也有此现象；某些抗高血压药物骤停，可引起反跳性血压升高；β-肾上腺受体阻滞剂也可引起心肌缺血的反跳效应；皮质激素长期使用，干扰了下丘脑、垂体、肾上腺的正常反馈系统，突然停药则发生急性肾上腺皮质功能不足综合征。为防止反跳现象发生，长期用药停药时应逐渐减次减量，而不应突然停药。

（十二）特异质反应

特异质反应与变态反应不同，是先天就存在的一种遗传性生理、生化缺陷，而对药物产生特异性反应。如缺乏葡萄糖-6-磷酸脱氢酶（G-6-PD）的人，对伯氨喹、磺胺类、呋喃类、苯胺类药物敏感，甚至对某些食物（如蚕豆）敏感可导致急性溶血反应。

(十三)首剂效应

首剂效应是一种机体对药物的不适应反应,常发生于首次给药时。如哌唑嗪等按常规剂量开始治疗常可致血压骤降。

(十四)后遗反应

后遗反应指药物停止进入人体后,遗留下来的功能性或器质性变化,如服用巴比妥类药物次晨的宿醉现象,氨基糖苷类抗生素引起的耳毒性等。

二、ADR 分类

(一)基本分类

ADR 基本上可分为以下三大类。

1.A 型反应

A 型反应是由药物的药理作用增强所引起,其特点是可预测,与用药剂量有关,发生率高,但死亡率低,时间关系较明确。

2.B 型反应

B 型反应是与药物正常药理作用完全无关的异常反应,常为免疫学或遗传学的反应。其特点是难预测,与剂量无关,常规药理毒理学筛选不能发现,发生率低,但死亡率高,时间关系明确。如药源性过敏性休克等。

3.C 型反应

C 型反应是患者长期用药后发生的反应,通常没有清晰的时间联系。其特点是背景发生率高,用药史复杂或不全,因而难以用试验重复,机制不清。

(二)细化分类

有学者认为,简单的分类不能完全体现药物不良反应的全部内容,所以对其更进一步进行细化,分为 9 类。

1.A 类反应

A 类反应即扩大的反应,是药物对人体呈剂量相关的反应,它根据药物或赋形剂的药理学和作用模式来预知。这些反应仅在人体接受该制剂时发生,停药或剂量减少时则可部分或完全改善。A 类反应是不良反应中最常见的类型,常由各种药动学和药效学因素决定。

2.B 类反应

B 类反应即由某些微生物生长引起的不良反应。该类反应在药理学上是可预测的,但与 A 类反应不同,因为其直接和主要的药理作用是针对微生物体而不是人体。如含糖药物引起龋齿,抗生素引起的肠道内耐药菌群的过度生长,广谱抗生素引起的鹅口疮,过度使用某种可产生耐药菌的药物而使之再次使用时无效。应注意,药物致免疫抑制而产生的感染不属于 B 类反应。

3.C 类反应

C 类反应即药物参与的化学反应,许多不良反应取决于药物或赋形剂的化学性质而不是药理学性质。它们以化学刺激为基本形式,这就使得在使用某些制剂时,大多数患者会出现相似的反应。C 类反应的严重程度主要与起因药物的浓度而不是剂量,此类典型的不良反应包括外渗物反应、接触性皮炎以及局部刺激引起的胃肠黏膜损伤。

4.D 类反应

D 类反应即给药反应,许多不良反应是因药物特定的给药方式而引起的。这些反应不依赖于制剂成分的化学或药理性质,而是因剂型的物理性质或给药方式而发生的。这些反应不是单一的,给药方式不同,不良反应的特性也不同,其共同的特点是,如果改变给药方式,不良反应即可停止发生。如植入药物周围的组织发生炎症或纤维化,注射液中微粒引起的血栓形成或血管栓塞,片剂停留在咽喉部,用干粉吸入剂后的咳嗽,注射液经微生物污染引起的感染等。

5.E 类反应

E 类反应即撤药反应。通常所说的撤药反应是生理依赖性的表现,它们只发生在停止给药或剂量突然减小后。与其他继续用药会加重反应的所有不良反应不同,该药再次使用时,可使症状得到改善。反应的可能性更多与给药时程而不是剂量有关。此外,虽然这些反应一定程度上是药理学可预知的,但撤药反应的发生也不是普遍的,许多患者虽然持续大剂量使用也不一定会发生此类反应。

6.F 类反应

F 类反应即家庭性反应,某些不良反应发生在那些由遗传因子决定的代谢障碍的敏感个体中,此类反应不可混淆于人体对某种药物代谢能力的正常差异而发生的反应。例如,西方人群 10% 以上缺乏细胞色素 CYP2D6,与其他人群相比,他们更容易发生受 CYP2D6 代谢的药物的已知的 A 类反应,因为他们对这些药物的消除能力较低。有上述代谢障碍的人群易发生的不良反应,在无此代谢障碍的其他人群中,发生不良反应的概率就会显著降低。如有 G-6-PD 缺陷的患者,使用奎宁时可能会出现溶血,而其他个体即使奎宁用量很大也不会发生。

7.G 类反应

G 类反应即基因毒性反应,许多药物能引起人类的基因损伤。值得注意的是,有些药物是潜在的致癌物或遗传毒物,致畸物在胎儿期即可使得遗传物质受损。

8.H 类反应

H 类反应即变态反应,可能是继 A 类反应后最常见的不良反应,类别很多,均涉及免疫应答的活化。它们不是在药理学上可预测的,也不是剂量相关的。因此,减少剂量通常不会改善症状,必须停药。如变态反应、过敏性皮疹、光变应性、急性血管性水肿、过敏性胆汁阻塞等。

9.U 类反应

U 类反应即未分类反应,为机制不明的反应,如药源性味觉障碍、辛伐他汀的肌肉不良反应及气体全身麻醉药物的恶心、呕吐等。

许多不良反应涉及一种易被识别、易治疗或易避免的简单机制,但有些不良反应涉及一种以上机制。不仅两种相同机制可产生相似的不良反应,而且一种药物可同时通过两种不同机制产生可观察到的反应。如非甾体抗炎药物引起的胃肠刺激和溃疡,是由于对保护前列腺素生成的全身抑制(A 类反应)以及对肠壁的局部刺激作用(C 类反应)而介导的。

三、ADR 的影响因素

(一)药品因素

1.化学成分和化学结构

药物所含的有效成分是药物不良反应基础,有时化学结构上的细微改变可使药物不良反应发生明显的变化,例如酮洛芬和氟比洛芬在化学结构上只相差一个氟离子和一个酮基,前者的药物不良反应发生率为 16.2%,后者可达 52.5%。

2.药物理化性质

口服药物的脂溶性越强,越容易在消化道吸收,越容易出现不良反应,如氯喹在肠道吸收快而充分,对黑色素的亲和力大,容易在有黑色素的眼组织里蓄积,引起视网膜变性。

3.给药剂量

阿司匹林在少数人中引起耳聋,在剂量为 600~899 mg 时,发生率为 0.1%,当剂量为 900~1 199 mg 时,发生率可达 4.5%;螺内酯致男性乳房增生,剂量为 100 mg 时发生率为 0,而 200 mg 时为 17%,300 mg 时则达 27%。

4.给药途径和方法

氯霉素口服给药时,再生障碍性贫血的发生率高,胃肠道以外途径给药时少;抗生素类药注射给药时变态反应的发生率大于口服给药。

5.杂质

药物在生产、保管、运输过程中可能混进的杂质和药物本身的氧化、还原、分解、聚合等情况产生的杂质,也能影响药物不良反应的发生。如青霉素生产发酵过程中产生的青霉噻唑酸、青霉烯酸等在人体内可引起变态反应。

(二)机体因素

1.不同种族、民族

不同种族、民族的人有不同的遗传特点。慢乙酰化者在日本人、因纽特人中很少,欧美人口占50%～60%,中国人为26.5%。吡嗪酰胺的肝脏损害发生率在非洲为3.6%,在中国香港为27.3%。

2.性别

一般情况下女性药物不良反应发生率较男性高,调查1 160人其药物不良反应发生率男性为7.3%(50/682),女性为14.2%(68/478)。如氯霉素引起的再生障碍性贫血,男女比例为1∶3。但也有相反的,不能一概而论。

3.年龄

一般儿童和老人药物不良反应发生率较高,如青霉素在体内的半衰期,青壮年约0.55小时,老年人可达1小时。调查1 160人,药物不良反应发生率60岁以下6.3%(42/667),60岁以上15.4%(76/493)。

4.血型

有报道口服避孕药在少数人可引起静脉血栓,血型为A型的多发于O型。

5.食物、营养状态

食物中脂肪多,脂溶性药物吸收得多,吸收速度快,容易引起药物不良反应。食物中缺乏维生素B_6的患者,服用异烟肼后发生神经系统损伤的多。体内脂肪多的人,脂溶性药物容易在脂肪中储存和再释放,使半衰期延长。

6.机体的生理病理状态

原有肝功能损伤者,服用要经肝脏代谢转化的药物时易出现药物不良反应。原有肾功能损伤者,服用氨基糖苷类抗生素容易出现肾毒性。有心功能障碍者服用左旋多巴容易引起室性心律不齐。

7.个体差异

同是健康人每天口服同样药物后,血药浓度也可以有很大差别,药效也不尽相同,例如,多数人服用治疗苯巴比妥以后出现镇静作用,少数人则表现出兴奋作用。

(三)环境因素

人类生活环境中存在着诸多影响人体生理功能的化学、物理因素。这些因素或直接损害人体,或通过影响药物在体内的吸收、代谢和排泄,或通过影响药物代谢酶系统,或通过与药物发生不良相互作用而损害人体功能。如人体内胆碱酯酶可以被有机磷抑制;苯可抑制骨髓造血功能;铅能引起神经衰弱、溶血性贫血和末梢神经炎;苯巴比妥可引起粒细胞减少症、再生障碍性贫血和白血病;汞也可引起震颤、牙龈炎、牙齿脱落等症状;三硝基甲苯可引起肝损害和白内障等。

四、因果关系分析评价

(一)主要考虑因素

(1)用药与不良反应的出现有无合理的时间关系。

(2)反应是否符合该药已知的不良反应类型。

(3)停药或减量后反应是否消失或减轻。

(4)再次使用可疑药品是否再次出现同样反应。

(5)反应是否可用并用药物的作用、患者病情的进展其他治疗措施来解释。

(二)分级标准

各国采用标准不同,我国在 ADR 监察报告试点期间把因果关系分为肯定有关、很可能有关、可能有关、可能无关、待评价、无法评价共 6 级。该分级标准也是相对的。根据上述 5 个因素(原则)进行判断,见表 1-1。

表 1-1　因果关系分级标准

评价分类	1	2	3	4	5
肯定有关	+	+	+	+	−
很可能有关	+	+	+	?	−
可能有关	+	−	±?	?	±?
可能无关	−	−	±?	?	±?
待评价	缺乏必须信息,需要补充材料才能评价				
无法评价	缺乏必须信息并无法获得补充资料				

第三节 药物相互作用

药物相互作用是指同时或相隔一定时间内使用两种或两种以上药物，一种药物的作用受另一种药物所影响。由于它们之间或它们与机体之间的作用，改变了一种药物原有的理化性质、体内过程（ADME）和组织对药物的敏感性，从而改变了药物药理效应和毒性效应。

近年来药物种类日益增多，新药品种不断涌现，用途交错。许多患者接受治疗时，往往联合应用两种或两种以上的药物。由药物相互作用引起的不良反应越来越受到医药工作者及社会各界的关注。

药物相互作用的结果对患者的治疗可以是有益的，疗效提高或毒性降低，如抗高血压药和利尿药合用治疗高血压；磺胺甲噁唑和甲氧苄啶合用治疗细菌感染，效果都比单用好。但也可能是有害的，使疗效降低或毒性增大，有时会带来严重的，甚至危及生命的后果，如服用华法林的患者，加用阿扎丙宗或保泰松，若华法林未适当减量，很可能发生出血；服用单胺氧化酶类抗抑郁药，再吃富含酪胺的食物，可能发生急剧的甚至致命的高血压危象；抗酸药和奶类食品可明显减弱四环素的抗菌作用，故应避免同服。

统计资料表明服药种类越多，发生不良反应的可能性越大，见表 1-2。

表 1-2 伍用药物种类与不良反应发生率

伍用药物种类	用药人数	不良反应人数	不良反应发生率（%）
0～5	4 009	142	3.5
6～10	3 861	397	10
10～15	1 713	487	28
16～20	641	347	54

药物相互作用有发生在体内的药动学、药效学方面的相互作用，亦有发生在体外的相互作用。后者指注射剂之间或向静脉输液瓶加入药物，相互配伍引起的理化反应而使药效降低，甚至使药物毒性增加，亦即药物配伍禁忌。在此重点阐述体内药物的相互作用。

一、药动学相互作用

(一)药物吸收相互作用

药物口服后经胃肠道吸收,在胃肠道内发生的相互作用多是减少吸收、影响吸收速度和生物利用度。须将吸收速度减慢和吸收总量改变加以明确区分。对长期、多剂量给药的药物(如口服抗凝药)如吸收总量无明显改变,吸收速度的改变一般并不重要。而单剂量给药的药物希望能很快吸收,迅速达到高浓度,发挥其药效(如催眠或镇痛药),若吸收速度减慢,可能达不到所需浓度,影响疗效见表 1-3。

表 1-3　一些影响吸收的药物相互作用

受影响的药物	影响吸收的药物	相互作用结果
四环素类	含 Al^{3+}、Ca^{2+}、Mg^{2+}、Bi^{2+} 的抗酸药;牛奶;Zn^{2+}、Fe^{3+}	形成难溶的螯合物,减少抗生素的吸收
地高辛、左甲状腺素、华法林	考来烯胺	形成络合物,减少地高辛、左甲状腺素和华法林的吸收
青霉胺	含 Al^{3+} 和 Mg^{2+} 的抗酸药、食物、铁剂	形成溶解性差的青霉胺螯合物,吸收减少
地高辛	甲氧氯普胺、溴丙胺太林	由于胃肠蠕动改变,减少或增加地高辛的吸收
青霉素	新霉素	引起吸收不良状态

胃肠道各部位 pH 的改变,可影响药物的解离度和吸收率。如应用抗酸药后,提高了胃肠道的 pH,此时同服弱酸性药物,由于弱酸性药物在碱性环境中解离部分增多,而药物透过胃肠道上皮的被动扩散能力取决于它们的非离子化脂溶形式的程度,故吸收减少;但如果考虑到其他作用,如螯合、吸附、胃肠蠕动改变等,最终结果将变得更为复杂。

有些药物同服时可互相结合而妨碍吸收,如抗酸药中的 Ca^{2+}、Mg^{2+} 和 Al^{3+} 可与四环素类形成难吸收的螯合物,铁制剂与四环素类同服亦能产生同样的反应;改变胃排空或肠蠕动速度的药物能影响其他口服药物的吸收,这类由于药物作用相互影响而产生的药物相互作用非常普遍,如阿托品、溴丙胺太林可延缓胃的排空,从而使口服的其他药物吸收也减慢。在临床实践中是需要特别重视的问题。

食物对药物的吸收亦有影响,饭后服药可使许多药物吸收减少,如铁剂等;

有些药物与食物同服可改善吸收：如食用绿豆食品可明显降低肾移植患者血环孢素 A 谷浓度，另外高脂肪食品、苹果汁、橘汁、牛奶和巧克力等均可通过增加环孢素 A 在肠道的吸收而增加血环孢素 A 的浓度。葡萄柚汁可使小肠上皮细胞中 CYP3A4 含量特异性降低 62%，使环孢素 A 在小肠吸收进入血液前被代谢减少，因此葡萄柚汁与环孢素 A 同时服用可使血环孢素 A 的浓度增加；此外，一些胃肠疾病也可影响药物吸收，且无法预测，新霉素引起营养吸收障碍综合征，影响地高辛、青霉素等吸收。食物和营养物质与药物的相互作用，可参考有关专著。

（二）药物置换相互作用

药物吸收后进入血液循环，大部分药物以不同程度与血浆蛋白特别是清蛋白进行暂时性的可逆结合，只有非结合的、游离的药物分子才具有药理活性。每一蛋白分子与药物的结合量有限，因此，当药物合用时，可在蛋白结合部位发生竞争性相互置换现象，结果与蛋白结合部位亲和力较高的药物可将另一种亲和力较低的药物从蛋白结合部位上置换出来，使后一种药物游离型增多，药理活性增强。如保泰松、阿司匹林、氯贝丁酯、苯妥英钠等都是强力置换剂，与双香豆素合用时可将其从蛋白结合部位上置换出来，使其在血浆中游离型药浓度增加，有可能引起出血。

酸性药物与血浆蛋白的结合较碱性药物的结合要强得多，一般认为碱性药物与血浆蛋白的置换现象没有重要的临床意义。

（三）药物代谢相互作用

肝微粒体酶是催化许多药物代谢的重要酶系，该酶系的活性直接影响许多药物的代谢。有些药物反复服用，可诱导肝微粒体酶活性增加（酶促作用），从而使许多其他药物或诱导剂本身的代谢加速，导致药效减弱。如苯巴比妥反复应用可导致双香豆素、皮质激素、口服避孕药等作用减弱或消失。有些药物反复服用可抑制肝微粒体酶的活性（酶抑作用），从而使许多药物代谢减慢，导致药效增强，可能引起中毒，如异烟肼、氯霉素、香豆素类等均能抑制苯妥英钠的代谢，合并应用时，如不适当减小苯妥英钠的剂量，即可引起中毒。

1.酶的抑制

某些化学物质能抑制肝微粒体药物代谢酶的活性，减慢其他药物的代谢速率，这种现象称为酶的抑制。具有酶抑制作用的化学物质称为酶抑制剂。在体内灭活的药物经酶抑制剂作用后，代谢减慢，作用增强，甚至导致毒性反应。如西咪替丁能与 CYP 的血红素铁形成紧密结合的复合物,使 CYP 酶活性明显降低,进而抑制许多药物的氧化代谢,如普萘洛尔、茶碱、华法林及苯妥英钠等。

2.酶的诱导

某些化学物质能提高肝微粒体药物代谢酶的活性,增加自身或其他化学物质或其他药物的代谢速率,这种现象称为酶的诱导。具有酶诱导作用的化学物质称酶诱导剂。对于在体内灭活的药物来说,由于药酶诱导后代谢加快,血浆药物浓度降低,从而使得治疗效果降低。例如,苯巴比妥是典型的酶诱导剂,它能提高 CYP2C9 和 CYP2C19 几个同工酶的催化能力。华法林在体内经这些同工酶羟化失活,苯巴比妥可加速其代谢,使其抗凝效果降低。长期服用苯巴比妥者,需较大剂量华法林才能产生抗凝效果。当停用苯巴比妥后,血浆中华法林浓度迅速回升。因此,在两药合用的患者,在停用苯巴比妥时需相应减少抗凝剂用量,否则有出血危险。

(四)排泄过程的药物相互作用

大多数药物随尿及胆汁排出,干扰肾小管液 pH、主动转运系统及肾血流量的药物可影响其他药物的排泄。

有些药物服用后,对尿液的 pH 影响比较明显,故合并用药时应考虑到药物引起的尿液 pH 改变能影响某些药物的尿液排泄量,从而可使药效降低或增强。在服药过量的情况下,有意改变尿液 pH,可增加药物(如苯巴比妥和水杨酸)的排出。

作用于肾小管同一主动转运系统的药物可相互竞争,改变肾小管主动分泌,如丙磺舒和青霉素及其他药物竞争,减少它们的排出,使留在体内的药物增加,丙磺舒后来也因肾小管被动吸收增加,排出减少。双香豆素与醋磺己脲相互作用,使后者在体内发生蓄积作用,导致低血糖。

一些药物从胆汁排泄,或以原形或以结合形式使之成为水溶性,有的结合物被胃肠道菌丛代谢为母体化合物,再被吸收,这种再循环过程延长了药物在体内的存留时间。如果肠道菌丛被抗生素类药物杀死,该药就不再循环。如口服避孕药与四环素或青霉素同时应用可导致避孕失败。

二、药效学相互作用

药效学相互作用主要是指一种药物改变了另一种药物的药理效应。药动学相互作用影响机体对药物处置过程,即影响 ADME,而药效学相互作用则影响药物对机体的作用,影响药物与受体作用的各种因素。

（一）相加作用

相加作用是指等效剂量的两种药物合用的效应等于应用各药双倍剂量的效应。合用的两药作用于同一受体或部位，并对这个部位或受体作用的内在活性相等时，发生相互作用。凡能发生相加作用的两药合用时，各药剂量应减半，否则可能引起药物中毒。如氨基糖苷类抗生素与硫酸镁合用时，由于这类抗生素可抑制神经-肌肉接头的传递作用，故可加强硫酸镁引起的呼吸麻痹。

（二）敏感化现象

一种药物可使组织或受体对另一种药物的敏感性增强，即为敏感化现象，如排钾利尿药可使血钾减少，从而使心脏对强心苷敏感化，容易发生心律失常。

应用利血平或胍乙啶后能导致肾上腺素受体发生类似去神经性超敏感现象，从而使具有直接作用的拟肾上腺素药，如去甲肾上腺素或肾上腺素的升压作用增强。

（三）协同作用

两种药物分别作用于不同的作用部位或受体，而诱发出相同的效应，使两药合用时引起的效应大于各药单用的效应的总和，称协同作用。如单胺氧化酶抑制剂与氯丙嗪类合用，不仅可增强安定作用，并能增强降压效应。

（四）拮抗作用

两种或两种以上的药物合用后引起的药效降低称拮抗作用。从作用机制上分为竞争性拮抗与非竞争性拮抗。竞争性拮抗作用指两种药物在共同的作用部位或受体上拮抗。如甲苯磺丁脲的降糖作用是促进胰岛 β 细胞释放胰岛素的结果，这一作用可被氢氯噻嗪类药物拮抗。非竞争性拮抗作用指两种药物不作用于同一受体或部位，这种拮抗现象不被作用物的剂量加大所逆转。

具有临床意义的药物相互作用详见各章分述，对有临床重要性的药物相互作用应严密监控，包括血药浓度监测以指导用药。

第二章 神经系统药物

第一节 镇 痛 药

一、吗啡

（一）别名

美菲康，美施康定，路泰，锐力通，史尼康。

（二）作用与应用

本品为阿片受体激动药。主要作用于中枢神经系统、胃肠道、胆道平滑肌、心血管系统及免疫系统。用于以下情况。

（1）镇痛，吗啡对多种原因引起的疼痛均有效，可缓解或消除严重创伤、烧伤、手术等引起的剧痛及晚期癌症疼痛；对内脏平滑肌痉挛引起的绞痛，如胆绞痛、肾绞痛加用解痉药（如阿托品）可有效缓解；对心肌梗死引起的剧痛，除能缓解疼痛和减轻焦虑外，其扩血管作用可减轻患者心脏负担；但对神经压迫性疼痛疗效较差。吗啡镇痛效果与个体对药物的敏感性以及疼痛程度有关，应根据不同患者对药物的反应性来调整用量。久用易成瘾，除癌症剧痛外，一般仅短期应用于其他镇痛药无效时。诊断未明前慎用，以免掩盖病情而延误诊断。

（2）心源性哮喘，对于左心衰竭突发急性肺水肿所致的呼吸困难（心源性哮喘），除应用强心苷、氨茶碱及吸入氧气外，静脉注射吗啡可迅速缓解患者的气促和窒息感，促进肺水肿液的吸收。其机制可能是由于吗啡扩张外周血管，降低外周阻力，减轻心脏前、后负荷，有利于肺水肿的消除；其镇静作用又有利于消除患者的焦虑、恐惧情绪。此外，吗啡降低呼吸中枢对二氧化碳的敏感性，减弱过度的反射性呼吸兴奋，使急促浅表的呼吸得以缓解，也有利于心源性哮喘的治疗。

对其他原因(如尿毒症)引起的肺水肿也可应用。

(3)麻醉前给药,以保持患者安静并进入嗜睡状态。与麻醉药合用增强麻醉药的麻醉效果。

(4)偶用于恐惧性失眠、镇咳、止泻(适用于减轻急、慢性消耗性腹泻症状,可选用阿片酊或复方樟脑酊;如伴有细菌感染,应同时服用抗生素)。

(三)用法与用量

1.口服

成人1次5～15 mg,1天15～60 mg;极量1次30 mg,1天100 mg;缓释片和控释片1次10～20 mg,每12小时整片吞服,视镇痛效果调整剂量。

2.皮下注射

成人1次5～15 mg,1天15～40 mg。极量1次20 mg,1天60 mg。儿童1次0.1～0.2 mg/kg。

3.静脉注射

成人1次5～10 mg。

4.硬脊膜外腔注射

成人手术后镇痛,自腰椎部位注入硬脊膜外间隙,1次极量5 mg,胸脊部位1次2～3 mg,按一定的间歇时间可重复给药多次。

5.静脉滴注

小儿较大手术后镇痛,1次0.02～0.25 mg/(kg·h)。

6.舌下给药

儿童扁桃体切除术后镇痛,0.1 mg/kg。

(四)注意事项

(1)对本品或其他阿片类药物过敏、颅内压增高或颅脑损伤、慢性阻塞性肺疾病、支气管哮喘、急性左心衰竭晚期伴呼吸衰竭、肺源性心脏病代偿失调、前列腺肥大、排尿困难等患者和孕妇、哺乳期妇女、新生儿、婴儿、诊断不明的疼痛及分娩止痛(吗啡对抗缩宫素对子宫的兴奋作用而延长产程,且能通过胎盘屏障或经乳汁分泌,抑制新生儿和婴儿呼吸)患者禁用。心律失常、胃肠道手术后肠蠕动未恢复时、惊厥或有惊厥史、精神失常有自杀倾向、肝肾功能不全患者、老年人及小儿慎用。

(2)治疗量可引起眩晕、恶心、呕吐、便秘、呼吸抑制、尿少、排尿困难(老年多见)、胆道压力升高甚至胆绞痛、直立性低血压(低血容量者易发生)和免疫抑制等。偶见烦躁不安等情绪改变。

（3）长期反复应用易产生耐受性和药物依赖性。后者表现为生理依赖性，一旦停药则产生难以忍受的戒断症状，如兴奋、失眠、流泪、流涕、出汗、呕吐、腹泻，甚至虚脱、意识丧失等。患者出现病态人格，有明显强迫性觅药行为，即出现成瘾性（因用药出现的欣快、心情舒畅、情绪高涨以及飘飘欲仙等而产生瘾癖）。成瘾者有一种内在的渴求，驱使用药者不顾一切不断地寻觅和使用该药，以达到享受用药带来的欣快感和避免停药所致的戒断症状的目的。由此导致药物滥用，给社会带来极大的危害。

（4）按常规剂量连用2～3周即可产生耐受性，剂量越大，给药间隔越短，耐受发生越快越强，且与其他阿片类药物有交叉耐受性。

（5）本品为国家特殊管理的麻醉药品，必须严格按相关规定管理。

（6）硬脊膜外腔注射时，应监测呼吸（24小时）及循环（12小时）功能。

（7）过量可致急性中毒，主要表现为昏迷、深度呼吸抑制、瞳孔极度缩小（针尖样瞳孔），常伴有血压下降、严重缺氧及尿潴留。呼吸麻痹是致死的主要原因。抢救措施为人工呼吸、给氧及静脉或肌内注射阿片受体阻断药纳洛酮0.4～0.8 mg，必要时2～3分钟后可重复1次；或将纳洛酮2 mg溶于0.9%氯化钠注射液或5%葡萄糖注射液500 mL内静脉滴注。

（8）控（缓）释片必须整片完整地吞服，切勿嚼碎或掰开服用。

（五）药物相互作用

（1）与吩噻嗪类、镇静催眠药、三环类抗抑郁药、抗组胺药、硫喷妥钠、哌替啶、可待因、美沙酮、芬太尼等合用，可加剧和延长本品的呼吸抑制作用。

（2）与抗高血压药（如胍乙啶、美卡拉明）、利尿药（如氢氯噻嗪）、左旋多巴、金刚烷胺、利多卡因、普鲁卡因胺等同用，可发生直立性低血压。

（3）与二甲双胍合用，增加乳酸性酸中毒的危险。

（4）与M胆碱受体阻断药（尤其阿托品）合用，便秘加重，增加麻痹性肠梗阻和尿潴留的危险性。

（5）与西咪替丁合用可引起呼吸暂停、精神错乱、肌肉抽搐等。

（6）与头孢菌素类、林可霉素、克林霉素、青霉素等合用可诱发假膜性肠炎，出现严重的水样腹泻。

（7）本品可增强氮芥、环磷酰胺的毒性。

（8）与纳曲酮、卡马西平合用出现阿片戒断症状。

（9）本品注射液禁与氯丙嗪、异丙嗪、氨茶碱、巴比妥类、苯妥英钠、碳酸氢钠、肝素钠、哌替啶、磺胺嘧啶等药物混合注射,以免发生浑浊和沉淀。

二、阿片受体部分激动药与激动-拮抗药

主要代表药物为布托啡诺。

(一)别名

环丁羟吗喃,环丁甲二羟吗喃,丁啡喃,诺扬。

(二)作用与应用

本品为阿片受体部分激动药,即激动 κ 受体,对 μ 受体有弱的竞争性拮抗作用。镇痛效力和呼吸抑制作用是吗啡的 3.5～7 倍,但呼吸抑制程度不随剂量增加而加重。对胃肠道平滑肌的兴奋作用较吗啡弱。本品可增加外周血管阻力和肺血管阻力而增加心脏做功,故不能用于心肌梗死的疼痛。口服可吸收,首过消除明显,生物利用度低(<17%)。肌内注射吸收迅速而完全,10 分钟起效,作用持续 4～6 小时。可透过胎盘和乳汁。主要经肝脏代谢,大部分代谢产物和少量原形(5%)随尿排出。用于:①缓解中、重度疼痛。如术后、创伤和癌症疼痛及平滑肌痉挛引起的疼痛(肾或胆绞痛)等,对急性疼痛的止痛效果好于慢性疼痛。②作麻醉前用药。③各种原因引起的干咳。

(三)用法与用量

1.口服

1 次 4～16 mg,每 3～4 小时 1 次。

2.肌内注射

一般 1 次 1～4 mg,必要时间隔 4～6 小时重复 1 次。麻醉前用药,于手术前60～90 分钟肌内注射 2 mg。

3.静脉注射

1 次 0.5～2.0 mg。

4.经鼻喷药

一般初始剂量 1 mg,若 1.0～1.5 小时未有较好的镇痛效果,可再喷 1 mg。必要时,给予初始剂量后 3～4 小时可再次给药。用于剧痛,初始剂量可为2 mg。患者可在止痛后休息和保持睡意,这种情况下 3～4 小时内不要重复给药。

(四)注意事项

(1)对本品过敏者、对那可丁依赖(因本品具有阿片拮抗特性)及 18 岁以下的患者禁用。

（2）不良反应主要为嗜睡、头晕、恶心和/或呕吐、出汗。较少见头痛、眩晕、飘浮感、精神错乱。偶见幻觉、异常梦境、人格解体感、心悸、皮疹。

（3）用药期间应避免饮酒，不宜从事机械操作或驾驶。

（4）久用产生依赖性。

（5）对阿片类药物依赖的患者，本品可诱发戒断症状。

（6）纳洛酮可拮抗本品的呼吸抑制作用。

（五）药物相互作用

（1）与中枢神经系统抑制药（如乙醇、巴比妥类、安定药、抗组胺药）合用会导致抑制中枢神经系统的作用加强。

（2）与影响肝脏代谢的药物（如西咪替丁、红霉素、茶碱等）合用应减小起始剂量并延长给药间隔时间。

三、其他镇痛药

如布桂嗪，为速效镇痛药，镇痛作用约为吗啡的 1/3，但比解热镇痛药强。口服 10～30 分钟后或皮下注射 10 分钟后起效，持续 3～6 小时。对皮肤、黏膜和运动器官的疼痛有明显的抑制作用，对内脏器官疼痛的镇痛效果较差。呼吸抑制和胃肠道作用较轻。此外，尚有中枢抑制、镇咳、降压、增加下肢及脑血流量、抗组胺、利胆和麻醉等作用。有成瘾性。用于偏头痛、三叉神经痛、炎症性及创伤性疼痛、关节痛、痛经及晚期癌症疼痛等。

曲马朵为非阿片类中枢性镇痛药、合成的可待因类似物，具有较弱的 μ 受体激动作用，与 μ 受体的亲和力为吗啡的 1/6 000，并能抑制去甲肾上腺素和 5-羟色胺再摄取。镇痛效力与喷他佐辛相当。有镇咳作用，镇咳效力为可待因的 1/2。呼吸抑制作用弱，对胃肠道无影响，也无明显的心血管作用。因对呼吸和心血管系统影响较小，本品较适用于老年人和患有呼吸道疾病患者的镇痛。用于急性胰腺炎患者的镇痛较安全。长期应用也可成瘾。口服、注射吸收均好，口服后 10～20 分钟起效，25～30 分钟达峰值，作用维持 4～8 小时。用于中、重度急、慢性疼痛，如手术、创伤、分娩和晚期癌症疼痛，心脏病突发性痛，关节痛，神经痛，劳损性疼痛，骨折和肌肉骨骼疼痛，牙痛等；也可作为肾结石和胆结石体外电击波碎石术中的重要辅助用药。

第二节 镇静催眠药

一、苯二氮䓬类

(一)长效类

典型代表药物有地西泮。

1.别名

安定,苯甲二氮䓬。

2.作用与应用

本品为苯二氮䓬(BDZ)类药物的代表药。BDZ类药物为中枢神经抑制药,小剂量有抗焦虑作用,随着剂量的渐增可显示镇静、催眠、抗惊厥、抗癫痫及中枢性肌肉松弛作用。BDZ类药物主要是通过加强γ-氨基丁酸(GABA)能神经元的抑制效应发挥作用。可通过促进GABA与γ-氨基丁酸A型受体(GABAA受体)的结合,也可通过提高Cl^-通道开放频率增强GABA对GABAA受体的作用,发挥中枢抑制效应。主要用于:①焦虑症及各种功能性神经症。②失眠:尤对焦虑性失眠疗效极佳。③癫痫:静脉注射控制癫痫持续状态,同时需用其他抗癫痫药巩固与维持;亦可与其他抗癫痫药合用,治疗癫痫强直阵挛发作或失神发作。④各种原因引起的惊厥:如子痫、破伤风、小儿高热、药物中毒等引起的惊厥。⑤缓解局部肌肉或关节炎症引起的反射性肌肉痉挛,上运动神经元的病变、手足徐动症和僵人综合征的肌肉痉挛,颞颌关节病变引起的咬肌痉挛,脑卒中或脊髓损伤性中枢性肌强直或腰肌劳损、内镜检查等。⑥作麻醉前给药:可缓解患者对手术的恐惧情绪,减少麻醉药用量,增加其安全性,使患者对手术中的不良刺激在术后不复记忆,这些作用优于吗啡和氯丙嗪。⑦其他:偏头痛、紧张性头痛;呃逆;惊恐症;乙醇戒断综合征;家族性、老年性及特发性震颤等。

3.用法与用量

(1)口服:抗焦虑,1次2.5～10.0 mg,1天3次。催眠,5～10 mg睡前服。麻醉前给药,1次10 mg。急性乙醇戒断,第1天1次10 mg,1天3～4次,以后按需要减少到1次5 mg,1天3～4次。抗惊厥、抗癫痫,1次2.5～10.0 mg,1天2～4次。缓解肌肉痉挛,1次2.5～5.0 mg,1天3～4次。儿童,1岁以下1天1.0～2.5 mg;幼儿1天不超过5 mg;5～10岁1天不超过10 mg,均分3次服。

(2)静脉注射:成人基础麻醉,10～30 mg。癫痫持续状态,开始5～10 mg,每隔5～10分钟可按需要重复,达30 mg后必要时每2～4小时重复治疗。静脉注射要缓慢。儿童1次0.25～0.50 mg/kg,但1次不能超过20 mg,缓慢注射。

4.注意事项

(1)本品可致嗜睡、轻微头痛、乏力、运动失调,与剂量有关。老年患者更易出现以上反应。偶见低血压、呼吸抑制、视物模糊、皮疹、尿潴留、忧郁、精神错乱、白细胞减少。用药过量可出现持续的精神错乱、严重嗜睡、颤抖、语言不清、蹒跚、心动过缓、呼吸急促或困难、严重乏力。少数人出现兴奋不安。久用可产生耐受性和依赖性,故不宜长期应用。不可突然停药,否则可出现反跳现象和戒断症状(出现失眠、焦虑、兴奋、心动过速、呕吐、出汗及震颤,甚至惊厥)。宜从小剂量用起。

(2)静脉注射时速度宜慢,至少历时5分钟以上注完,否则可引起心血管和呼吸抑制,静脉注射后应卧床观察3小时以上。在注射过程中患者出现嗜睡现象时,应立刻停止注射。

(3)剂量不宜过大,必要时可分次使用,分次注射时,总量应从初量算起;因属于长效药,原则上不应做连续静脉滴注。注射液不宜与其他药物或溶液混合。误入动脉可引起动脉痉挛,导致坏疽。

5.药物相互作用

(1)与中枢神经系统抑制药(如乙醇、全麻药、镇痛药、吩噻嗪类药物、单胺氧化酶A型抑制药、三环类抗抑郁药)、可乐定、筒箭毒碱、加拉碘铵合用,作用相互增强。

(2)与抗高血压药和利尿降压药合用,降压作用增强。

(3)与地高辛合用,地高辛的血药浓度增加。

(4)与左旋多巴合用,左旋多巴的疗效降低。

(5)与影响肝药酶细胞色素P450的药物合用,可发生复杂的相互作用:卡马西平、苯巴比妥、苯妥英、利福平为肝药酶的诱导剂,可增加本品的消除,使血药浓度降低;异烟肼为肝药酶的抑制药,可减少本品的消除,使半衰期延长。

(6)茶碱可逆转本品的镇静作用。高剂量咖啡与地西泮同服可干扰其抗焦虑作用。

(7)酗酒可明显增强地西泮的中枢抑制作用。吸烟可使地西泮的血浆半衰期明显缩短,疗效降低。

(8)与其他易成瘾的药物合用时,成瘾的危险性增加。

(二)中效类

如艾司唑仑,又称舒乐安定、三唑氯安定,为高效 BZD 镇静催眠药,作用与地西泮相似,具有较强的镇静、催眠、抗惊厥、抗焦虑作用,以及较弱的肌肉松弛作用。本品作用于 BDZ 受体,加强中枢神经内 GABA 受体作用,影响边缘系统功能而抗焦虑。可明显缩短或取消非快动眼睡眠(NREM)的第 4 期(减少发生于此期的夜惊或梦游症),阻滞对网状结构的激活,产生镇静催眠作用,且具有广谱抗惊厥作用,对癫痫强直阵挛发作、失神发作有一定疗效。口服吸收较快,2 小时血药浓度达峰值,$t_{1/2}$ 为 10～24 小时,2～3 天血药浓度达稳态。血浆蛋白结合率约为 93%。在肝脏中主要经 CYP3A 代谢,经肾脏排泄缓慢。可通过胎盘,分泌入乳汁中。用于:①各种类型的失眠:催眠作用强,口服后 20～60 分钟可入睡,维持 5～8 小时。②焦虑、紧张、恐惧及癫痫强直阵挛发作、失神发作。③术前镇静、创伤性和神经性疼痛。

(三)短效类

如奥沙西泮,又称舒宁,去甲羟基安定,羟苯二氮䓬,氯羟氧二氮䓬。本品为地西泮、氯氮䓬的主要活性代谢产物,属短、中效的 BDZ 类药,作用与地西泮相似,但较弱,嗜睡、共济失调等不良反应较少。对焦虑、紧张、失眠、头晕以及部分神经症均有效。对控制癫痫强直阵挛发作、失神发作也有一定作用。口服吸收后 2～3 小时血药浓度达峰值,$t_{1/2}$ 为 4～15 小时。能透过胎盘屏障,并能从乳汁中分泌。用于焦虑障碍、伴有焦虑的失眠,并能缓解急性乙醇戒断症状。

(四)超短效类

如咪达唑仑,又称速眠安,咪唑安定,咪唑二氮䓬具有典型的苯二氮䓬类药理活性,可产生抗焦虑、镇静、催眠、抗惊厥及肌肉松弛作用。肌内注射或静脉注射后可产生短暂的顺行性记忆缺失,使患者不能回忆起在药物高峰期间所发生的事情。本品作用特点为起效迅速,而持续时间短。可缩短入睡时间(一般只需 20 分钟),延长总睡眠时间,而对快波睡眠(REM)无影响,次晨醒后患者可感到精力充沛、轻松愉快。无耐受性和戒断症状或反跳。毒性小,安全范围大。本品口服与肌内注射均吸收迅速而完全,血浆蛋白结合率为 97%,消除半衰期为 1.5～2.5 小时(充血性心力衰竭患者 $t_{1/2}$ 可延长 2～3 倍)。长期用药无蓄积作用。用于:①治疗失眠症。②外科手术或器械性诊断检查(如心血管造影、心律转复、支气管镜检查、消化道内镜检查等)时作诱导睡眠用。③全麻或局部麻醉时辅助用药。

二、巴比妥类

(一)长效类

如苯巴比妥,又称鲁米那,为长效巴比妥类,随着剂量的增加,其中枢抑制的程度和范围逐渐加深和扩大,可依次出现镇静、催眠、抗惊厥和抗癫痫、麻醉等作用。大剂量对心血管系统也有抑制作用,10倍的催眠量可引起呼吸中枢麻痹而致死。由于安全性差,易发生依赖性,其应用已日渐减少。本品还能增强解热镇痛药的作用,并能诱导肝脏微粒体葡萄糖醛酸转移酶活性,促进胆红素与葡萄糖醛酸结合,降低血浆胆红素浓度,治疗新生儿高胆红素血症(核黄疸)。因具有肝药酶诱导作用,不仅加速自身的代谢,还可加速其他多种药物的代谢。用于以下情况。①镇静:如焦虑不安、烦躁、甲状腺功能亢进、高血压、功能性恶心、小儿幽门痉挛等症。②催眠:偶用于顽固性失眠症,但醒后往往有疲倦、嗜睡等后遗效应。③抗惊厥:能对抗中枢兴奋药中毒或高热、破伤风、脑炎、脑出血等疾病引起的惊厥。④抗癫痫:对癫痫强直阵挛发作、简单部分发作(出现作用快)及癫痫持续状态有良效;对癫痫失神发作疗效差;而对复杂部分发作则往往无效,且单用本品治疗时还可能使发作加重。⑤麻醉前给药。⑥与解热镇痛药配伍,以增强其作用。⑦治疗新生儿高胆红素血症。⑧鲁米托品片用于自主神经功能失调所致的头痛、呕吐、颤抖、胃肠道紊乱性腹痛等。

(二)中效类

如异戊巴比妥,作用与苯巴比妥相似,但起效快(15～30分钟),且持续时间较短(3～6小时)。对中枢神经系统的抑制作用因剂量不同而表现为镇静、催眠、抗惊厥等。主要用于镇静、催眠(适用于难入睡者)、抗惊厥(如小儿高热、破伤风惊厥、子痫、癫痫持续状态等)以及麻醉前给药。

(三)短效类

如司可巴比妥钠,又称速可眠,为短效巴比妥类,因剂量不同而表现为镇静、催眠、抗惊厥作用。其催眠作用与异戊巴比妥相同,作用快(15～20分钟起效),持续时间短(约3小时)。主要用于入睡困难的失眠患者;也可用于镇静、抗惊厥(小儿高热惊厥、破伤风惊厥、子痫、癫痫持续状态)及麻醉前给药。

(四)超短效类

如硫喷妥钠,为超短时间作用的巴比妥类药物,脂溶性高。静脉注射后迅速通过血-脑屏障,对中枢神经系统产生抑制作用,起效迅速,持续时间短,主要具有全身麻醉作用。可用于静脉麻醉、诱导麻醉、基础麻醉和抗惊厥。

三、其他镇静催眠药

如水合氯醛、唑吡坦、佐匹克隆等。

第三节 抗 癫 痫 药

一、苯妥英钠

(一)别名

苯妥英,大仑丁,二苯乙内酰脲,二苯乙内酰胺钠,奇非宁。

(二)作用与应用

本品为乙内酰脲类非镇静催眠性抗癫痫药,对大脑皮质运动区有高度选择性抑制作用,一般认为系通过稳定细胞膜的功能及增加脑内抑制性神经递质5-羟色胺(5-HT)和 γ-氨基丁酸(GABA)的作用,来防止异常放电的传播而具有抗癫痫作用。本品不能抑制癫痫病灶异常放电,但可阻止癫痫病灶异常放电向周围正常脑组织扩散,这可能与其抑制突触传递的强直后增强(PTP)有关。用于:①治疗癫痫复杂部分发作(颞叶癫痫即精神运动性发作)、简单部分发作(局限性发作)、全身强直阵挛发作(大发作)和癫痫持续状态。本品在脑组织中达到有效浓度较慢,因此疗效出现缓慢,需要连续多次服药才能有效。对失神发作(小发作)无效,有时甚至使病情恶化。②治疗三叉神经痛、坐骨神经痛、发作性舞蹈手足徐动症、发作性控制障碍(包括发怒、焦虑、失眠、兴奋过度等行为障碍疾病)、肌强直症及隐形营养不良性大疱性表皮松解症。③抗心律失常,对心房和心室的异位节律点有抑制作用,也可加速房室的传导,降低心肌自律性。用于治疗室上性或室性期前收缩、室性心动过速,尤适用于强心苷中毒时的室性心动过速,室上性心动过速也可用。

(三)用法与用量

1.口服

治疗癫痫,宜从小剂量开始,酌情增量,但需注意避免过量。1 次 50～100 mg,1 天 2～3 次(1 天 100～300 mg)。极量 1 次 300 mg,1 天 500 mg。小儿

3～8 mg/(kg·d)，分2～3次服。三叉神经痛等，成人1次100～200 mg，1天2～3次。

2.静脉注射或滴注

癫痫持续状态，剂量应足够大才能迅速提高脑内药物浓度，1次150～250 mg，溶于5%葡萄糖注射液20～40 mL内，在6～10分钟内缓慢注射，每分钟不超过50 mg，需要时30分钟后可再静脉注射100～150 mg，1天总量不超过500 mg，或(16.4±2.7) mg/kg静脉滴注。小儿1次5～10 mg/kg，1次或分2次注射。

(四)注意事项

(1)对乙内酰脲类药有过敏史者(与乙内酰脲类或同类药有交叉过敏现象)、阿-斯综合征、二至三度房室传导阻滞、窦房传导阻滞、窦性心动过缓、低血压者禁用。嗜酒、贫血、糖尿病、肝肾功能损害、心血管病(尤其是老年患者)、甲状腺功能异常者、孕妇及哺乳期妇女慎用。

(2)除对胃肠道刺激外，本品其他不良反应均与血药浓度相平行，亦与患者特异质反应有关。一般血药浓度为10 μg/mL时可有效地抑制强直阵挛发作，而20 μg/mL左右即可出现毒性反应。

(3)较常见的不良反应有行为改变、笨拙、步态不稳、思维混乱、发音不清、手抖、神经质或烦躁易怒(这些反应往往是可逆的，一旦停药就很快消失)。另外较常见的有齿龈肥厚、出血，面容粗糙、毛发增生。偶见颈部或腋部淋巴结肿大(IgA减少)、发热或皮疹(不能耐受或过敏)、白细胞减少、紫癜。罕见双眼中毒性白内障、闭经、小脑损害及萎缩。

二、苯巴比妥

(一)作用与应用

本品是1921年即用于抗癫痫的第一个有机化合物，至今仍以其起效快、疗效好、毒性小和价廉而广泛用于临床。本品既能抑制病灶的异常放电，又能抑制异常放电向周围正常脑组织的扩散。增强中枢抑制性递质GABA的功能，减弱谷氨酸为代表的兴奋性递质的释放。主要用于癫痫强直阵挛发作(大发作)及癫痫持续状态，对各种部分发作(简单部分发作及复杂部分发作)也有效，但对失神发作(小发作)和婴儿痉挛效果差。因其中枢抑制作用明显，故均不作为首选药。在控制癫痫持续状态时，临床更倾向于用戊巴比妥钠静脉注射。

(二)用法与用量

1.口服

抗癫痫,1 次 30 mg,1 天 3 次;或 90 mg 睡前顿服。极量 1 次250 mg,1 天 500 mg。小儿 2～3 mg/(kg·d),分 2～3 次(渐加量,直至发作控制后继用原剂量)。

2.肌内注射

1 次 15～30 mg,1 天 2～3 次。小儿抗惊厥,1 次 6～10 mg/kg,必要时过 4 小时可重复,1 次极量不超过 0.2 g。

3.静脉注射

癫痫持续状态,1 次 200～250 mg,必要时每 6 小时重复 1 次,注射应缓慢。

(三)注意事项

(1)用药初期易出现嗜睡、精神萎靡等不良反应,长期使用因耐受性而自行消失。

(2)停药阶段应逐渐减量,以免导致癫痫发作,甚至出现癫痫持续状态。

(3)其他参见本章第一节镇静催眠药苯巴比妥。

第四节　抗帕金森病药

一、拟多巴胺类药

(一)多巴胺前药

最典型的为左旋多巴。

1.别名

左多巴,思利巴,*L*-DOPA。

2.作用与应用

本品是多巴胺(DA)的前药,本身无药理活性,通过血-脑屏障进入中枢,经多巴脱羧酶作用转化成 DA,补充纹状体中多巴胺的不足,协调多巴胺能神经和胆碱能神经的平衡而产生抗帕金森病作用。可治疗各种类型的帕金森病(PD)患者,不论年龄、性别差异和病程长短均适用,但对吩噻嗪类等抗精神病药所引起的帕金森综合征无效。用于：①帕金森病（原发性震颤麻痹）、脑炎后或合并有脑动脉硬化及中枢神经系统一氧化碳与锰中毒后的症状性帕金森综合征（非药源性震颤麻痹综合征），用药早期可使80％的帕金森病患者症状明显改善，其中20％的患者可恢复到正常的运动状态。服用后先改善肌肉强直和运动迟缓，后改善肌肉震颤；其他运动功能如姿态步态联合动作、面部表情、言语、书写、吞咽、呼吸均可改善。也可使情绪好转，对周围事物反应增加，但对痴呆症状效果不明显。随着用药时间的延长，本品的疗效逐渐下降，3～5年后疗效已不显著。同时服用COMT抑制药恩他卡朋对此有一定的预防作用。据统计，服用本品的帕金森病患者的寿命比未服药者明显延长，生活质量明显提高。②肝性脑病，可使患者清醒，症状改善，但不能改善肝脏损害与肝功能。③神经痛，早期服用可缓解神经痛。④高催乳素血症，可抑制下丘脑的促甲状腺素释放激素，兴奋催乳素释放抑制因子，因而减少催乳素的分泌，用于治疗高催乳素血症，对乳溢症有一定疗效。⑤脱毛症，其机制可能是增加血液到组织的儿茶酚胺浓度，促进毛发生长。⑥促进小儿生长发育，可通过促进生长激素的分泌加速小儿骨骼的生长发育。治疗垂体功能低下患儿。

3.用法与用量

口服：抗帕金森病，开始1天250～500 mg，分2～3次服。以后视患者的耐受情况，每隔2～4天增加125～500 mg，直至达到最佳疗效。维持量1天3～6 g，分4～6次服。在剂量递增过程中如出现恶心等，应停止增量，待症状消失后再增量。脑炎后帕金森综合征及老年患者对本品更敏感，应酌减剂量。

4.注意事项

（1）高血压、精神病、糖尿病、心律失常、闭角型青光眼患者及孕妇、哺乳期妇女禁用。支气管哮喘、肺气肿、严重心血管疾病、肝肾功能障碍等患者慎用。

（2）不良反应：①胃肠反应，治疗初期约80％的患者出现恶心、呕吐、食欲缺乏，餐后服药或剂量递增，速度减慢，可减轻上述反应。②心血管反应，治疗初期30％的患者出现直立性低血压；还有些患者出现心律失常，可用β受体阻断药治疗。③不自主的异常动作，如咬牙、吐舌、点头、怪相及舞蹈样动作等，应注意调整剂量，必要时停药。④"开-关现象"（患者突然多动不安是为"开"，而后又出现肌强直运动不能是为"关"），见于年龄较小的患者，在用药一年以上的部分患者出现，可采用减少剂量或静脉注射左旋多巴翻转或控制这一现象。⑤日内波动现象，当服本品后多巴胺浓度达高峰时出现运动障碍，当多巴胺浓度降低时反转为无动状态，产生一天内运动症状的显著波动，为减轻症状波动可用左旋多巴-卡比多巴缓释剂或用多巴胺受体激动药,或加用 MAO 抑制药如司来吉兰等,也可适当调整服用时间与方法,小剂量分多次服,可减轻日内波动现象。⑥精神症状,约 $10\% \sim 15\%$ 的患者用药 3 个月后可出现不安、失眠、幻觉、逼真的梦幻、幻想、幻视等,也有抑郁症等精神病症状,用非经典安定药氯氮平治疗有效,它不引起或加重 PD 患者锥体外系运动功能失调或迟发性运动失调。⑦排尿困难,老年人更易发生。

(3)长期用药对肝脏有损害,可发生黄疸、氨基转移酶升高。

(4)长期用药可引起嗅、味觉改变或消失,唾液、尿液及阴道分泌物变棕色。

(5)可增强患者的性功能。青春期应用可使第二性征发育过度,增强性功能。

(6)治疗帕金森病时需与外周多巴脱羧酶抑制药同用,不仅左旋多巴用量可大大缩减,并可减少不良反应。

(7)过量中毒应立即洗胃并用一般支持疗法,必要时需用抗心律失常药。维生素 B_6 并不能逆转左旋多巴的急性过量。

5.药物相互作用

(1)与维生素 B_6 合用,则增加本品在外周脱羧变成多巴胺,使疗效降低,不良反应增加。

(2)吩噻嗪类、丁酰苯类抗精神病药及利血平均能引起锥体外系运动失调,出现药源性帕金森病,对抗本品疗效。

(3)抗抑郁药可引起直立性低血压,加强左旋多巴的不良反应,宜在睡觉期间服用。

(4)与单胺氧化酶抑制药、利血平及拟肾上腺素药等合用,可增加心血管不良反应。

(二)左旋多巴增效药

1.氨基酸脱羧酶(AADC)抑制药及其复方制剂

常见的为卡比多巴。与左旋多巴合用时既可降低左旋多巴的外周性心血管系统的不良反应,又可减少左旋多巴的用量,是治疗帕金森病的辅助药。此外,左旋多巴联合卡比多巴可改善视锥、视杆细胞的光活动,完善光感受器的横向抑制功能,唤醒视觉塑形的敏感期。本品可通过胎盘,可从乳汁中分泌。本品主要与左旋多巴合用治疗各种原因引起的帕金森病,可获较好的临床治疗效果,但晚期重型患者的疗效较差。本品与左旋多巴联合应用,治疗单眼弱视疗效好,尤其是对屈光参差性单眼弱视、弱视性质为中心注视的弱视。

复方卡比多巴也多见,是由卡比多巴与左旋多巴按 1 : 10 或 1 : 4 的比例组成的复方制剂。两者合用增强了左旋多巴的抗帕金森病作用,且胃肠道及心血管不良反应较单用左旋多巴少,对改善帕金森病的强直、运动迟缓、平衡障碍及震颤有效,对强直和运动迟缓的疗效尤为显著;对流涎、吞咽困难、姿势异常等也有效,其疗效优于苯海索、金刚烷胺。用于治疗帕金森病和帕金森综合征,控释剂型可以维持更加稳定的血药浓度,减轻左旋多巴的"开-关反应"及其他症状波动。

2.单胺氧化酶 B

如司来吉兰,选择性地抑制中枢神经系统 MAO-B,迅速通过血-脑屏障,阻断多巴胺的代谢,抑制多巴胺的降解;也可抑制突触处多巴胺的再摄取,而使脑内多巴胺浓度增加,有效时间延长,增强中枢多巴胺能神经的作用。与左旋多巴合用可增强左旋多巴的作用,并可减轻左旋多巴引起的运动障碍("开-关反应")。在帕金森病早期应用可起到神经细胞保护作用,延缓帕金森病的发展,延缓患者必须使用左旋多巴的时间;在疾病发展后与左旋多巴合用,可预防或改善久用左旋多巴所引起的终末运动不能及药效消失等。神经科临床将本品与维生素 E 合用,以抗氧化的作用来治疗早期帕金森病,称为 DATATOP 方案。总之本品有成为早期帕金森病首选药的趋势。此外,本品有抗抑郁作用,对阿尔茨海默病的智能状态亦有改善的报道。用于:①原发性帕金森病、帕金森综合征。常作为左旋多巴、多巴丝肼、卡比多巴-左旋多巴(信尼麦)的辅助用药。②阿尔茨海默病和血管性痴呆。③抑郁症。

3.儿茶酚胺氧位甲基转移酶抑制药

如托卡朋,为儿茶酚氧位甲基转移酶(COMT)抑制药,能延长左旋多巴的半衰期,稳定血药浓度,明显增加左旋多巴进入脑内的量,进而增加疗效。本品能同时抑制外周和中枢 COMT 活性。与左旋多巴合用于帕金森病的治疗,对左旋多巴治疗帕金森病时出现的"剂末药效减退"和"开-关反应"有效。因有明显的肝脏毒性,一般不常规应用,尤其是肝功能障碍者更需慎重考虑。仅适用于其他抗帕金森病药无效时。

(三)多巴胺受体激动药

代表药物为溴隐亭。

1.别名

溴麦角隐亭,溴麦亭,溴麦角环肽,麦角溴胺,保乳调,抑乳停。

2.作用与应用

本品是多肽类麦角生物碱,选择性地激动多巴胺受体。小剂量溴隐亭首先激动结节-漏斗通路 D_2 受体,抑制催乳素和生长激素分泌,用于治疗乳溢-闭经综合征和肢端肥大症;增大剂量可激动黑质-纹状体多巴胺通路的 D_2 受体,发挥抗帕金森病作用,显效快,持续时间长。用于:①帕金森病或帕金森综合征,以及不宁腿综合征。其抗帕金森病疗效优于金刚烷胺和苯海索,对僵直、少动效果好,对左旋多巴或其复方制剂无效或不能耐受的帕金森病重症病例常可有效。本品也可与左旋多巴复方制剂同用,以减少其用量,减少症状波动。②治疗慢性精神分裂症和躁狂症,尤其是以阴性症状为主的精神病病理基础是多巴胺功能降低所致,本品能增加多巴胺受体的活性;治疗抑郁症,通过增强多巴胺能神经元的活性而对抑郁症有效;治疗抗精神病药恶性综合征。③闭经或乳溢,包括各种原因所致的催乳素过高引起的闭经或乳溢。对于垂体瘤诱发者,可作为手术或放射治疗(以下简称放疗)的辅助治疗。④抑制生理性泌乳。⑤催乳素过高引起的经前期综合征,对周期性乳房痛和乳房结节,可使症状改善,但对非周期性乳房痛和月经正常者几无效。⑥治疗肢端肥大症、无功能性垂体肿瘤、垂体性甲状腺功能亢进、库欣综合征。⑦女性不育症。⑧男性性功能减退,对男性乳腺发育、阳痿、精液不足等有一定的疗效。⑨治疗可卡因戒断综合征,可有效减轻可卡因的瘾欲和戒断的焦虑症状。⑩治疗亨廷顿舞蹈症。

3.用法与用量

口服:帕金森病,开始 1 天 0.625 mg,1 周后每周 1 天增加 0.625～1.250 mg,分次服。1 天治疗量为 7.5～15.0 mg,1 天不超过 25 mg。不宁腿综合征,1.25～2.50 mg,睡前 2 小时服。

4.注意事项

(1)对本品及其他麦角生物碱过敏、心脏病、周围血管性疾病、心肌梗死、有严重精神病史者、孕妇及哺乳期妇女禁用。肝功能损害、精神病、有室性心律失常的心肌梗死、消化性溃疡患者慎用。

(2)不良反应主要有口干、恶心、呕吐、食欲丧失、便秘、腹泻、腹痛、头痛、眩晕、疲倦、精神抑郁、雷诺现象、夜间小腿痉挛等。也可出现低血压、多动症、运动障碍及精神症状。不良反应发生率约 68%,连续用药后可减轻,与食物同服也可减轻。约有 3% 的患者需终止用药。

(3)用于治疗闭经或乳溢可产生短期疗效,但不宜久用。

(4)治疗期间可以妊娠,如需计划生育,应使用不含雌激素的避孕药或其他措施。

(5)用药期间不宜驾驶或从事有危险性的工作。

5.药物相互作用

(1)与吩噻嗪类药、抗高血压药、H_2 受体阻断药合用,增强合用药的心血管效应。

(2)与左旋多巴合用治疗帕金森病可提高疗效,但需酌情减量(应用本品10 mg,须减少左旋多巴用量 12.5%)。

(3)口服激素类避孕药可致闭经或乳溢,干扰本品的作用,不宜同时应用。

(4)与其他麦角生物碱合用时,可使本品偶尔引起的高血压加重,但较为罕见,两者应避免合用。

(四)促多巴胺释放药

如金刚烷胺,原为抗病毒药,也有多巴胺受体激动药的作用,可促进左旋多巴进入脑循环,增加多巴胺的合成和释放,减少多巴胺的重摄取及具较弱的抗胆碱作用等。抗帕金森病的疗效优于抗胆碱药,略逊于左旋多巴,对缓解震颤、肌肉强直、运动障碍效果好。用药后显效快,作用持续时间短,应用数天即可获得最大疗效,但连用 6～8 周后疗效逐渐减弱。用于不能耐受左旋多巴治疗的帕金森病患者;脑梗死所致的自发性意识低下;本品还可用于亚洲甲型流行性感冒的预防和早期治疗。

二、抗胆碱药

苯海索是一种常见的抗胆碱药。

(一)别名

安坦,三己芬迪。

(二)作用与应用

本品系中枢性抗胆碱药,通过阻断胆碱受体而减弱大脑黑质-纹状体通路中乙酰胆碱的作用,协调胆碱能神经与多巴胺能神经的平衡。抗震颤效果好,对改善流涎有效,而缓解僵直、运动迟缓疗效较差,抗帕金森病的总疗效不及左旋多巴、金刚烷胺。外周抗胆碱作用较弱,为阿托品的 1/10～1/3,因此不良反应轻。对平滑肌有直接抗痉挛作用,小量时可有抑制中枢神经系统的作用,大量时则引起脑兴奋。口服胃肠道吸收快而完全,1 小时起效,持续 6～12 小时。药物可分泌入乳汁中。用于:①抗帕金森病、脑炎后或动脉硬化引起的帕金森综合征;主要用于轻症及不能耐受左旋多巴的患者,常与左旋多巴合用。②药物(利血平和吩噻嗪类)引起的锥体外系反应(迟发性运动失调除外)。③肝豆状核变性。④畸形性肌张力障碍、癫痫、慢性精神分裂症、抗精神病药所致的静坐不能。

（三）用法与用量

口服:帕金森病,开始1天1～2 mg,逐日递增至1天5～10 mg,分次服用。药物引起的锥体外系反应,第1天1 mg,以后逐渐增加至1天5～10 mg,1天最多不超过10 mg。老年患者对本品更敏感,注意控制剂量。小儿>5岁,1次1～2 mg,1天3次。

（四）注意事项

（1）青光眼、尿潴留、前列腺肥大患者禁用。心血管功能不全、迟发性运动障碍、肾功能障碍、高血压、肠梗阻或有此病史、重症肌无力、有锥体外系反应的精神病患者、孕妇及哺乳期妇女、高龄老年患者慎用。4岁以下儿童不用或慎用。

（2）常见不良反应有心动过速、口干、便秘、尿潴留、视物模糊等抗胆碱反应。大剂量可有中枢神经系统症状,如幻觉、谵妄、精神病样表现等。老年患者可产生不可逆的脑功能衰竭。

（3）与食物同服或餐后服用可避免胃部刺激。

（4）用药期间不宜从事驾驶等工作,不宜暴露于炎热的环境下。

（5）停用时剂量应逐渐递减,以防症状突然加重。

（6）过量表现为步态不稳或蹒跚,严重口渴、呼吸短促或困难、心率加快、皮肤异常红润干燥,也可出现惊厥、幻觉、睡眠障碍或严重嗜睡,应催吐或洗胃;对心血管与中枢神经系统的毒性反应,可肌内注射或缓慢静脉滴注毒扁豆碱1～2 mg,按需每隔2小时可重复;控制兴奋或激动可用小量的短效巴比妥类药;必要时可进行辅助呼吸和对症支持治疗。

（五）药物相互作用

（1）与中枢抑制药及乙醇同用,可加强其镇静作用。

（2）与吩噻嗪类药物(氯丙嗪、奋乃静等)合用,可减少它们的锥体外系症状,同时本品的不良反应增加。

（3）与金刚烷胺、抗胆碱药、单胺氧化酶抑制药同用,抗胆碱作用增强,并可发生麻痹性肠梗阻。

（4）与抗酸药或吸附性止泻药同用,本品疗效减弱。

第五节　抗精神失常药

精神失常是由多种原因引起的精神活动障碍的一类疾病,包括精神分裂症、躁狂症、抑郁症和焦虑症。治疗这些疾病的药物统称为抗精神失常药。

一、抗精神病药

抗精神病药是用于治疗精神分裂症、器质性精神病及双相精神障碍(躁狂抑郁症)的躁狂期的药物。这类药物的特点是对精神活动具有较大的选择性抑制,能治疗各种精神病和多种精神症状,在通常的治疗剂量并不影响患者的智力和意识,却能有效地控制患者的精神运动兴奋、烦躁、焦虑、幻觉、妄想、敌对情绪、思维障碍和儿童行为异常等,达到安定的作用。精神分裂症是一组以思维、情感、行为之间不协调,精神活动与现实脱离为主要特征的最常见的一类精神病。根据临床症状,将精神分裂症分为Ⅰ型和Ⅱ型,前者以阳性症状(幻觉和妄想)为主,后者则以阴性症状(情感淡漠、主动性缺乏等)为主。本节述及的药物大多对Ⅰ型治疗效果好,对Ⅱ型则效果较差甚至无效。这类药物大多是强效多巴胺受体阻断药,在发挥治疗作用的同时,大多药物可引起情绪冷漠、精神运动迟缓和运动障碍等不良反应。

(一)吩噻嗪类

1.氯丙嗪

(1)别名:冬眠灵,氯普马嗪,可乐静,可平静,氯硫二苯胺,阿米那金。

(2)作用与应用。本品系吩噻嗪类的代表药,为中枢多巴胺受体的阻断药,具有多种药理活性。①抗精神病作用:主要是由于阻断了与情绪思维有关的中脑-边缘系统、中脑-皮质系统的多巴胺(D_2)受体所致。而阻断网状结构上行激活系统的 α 肾上腺素受体,则与镇静安定有关。精神分裂症患者服用后则显现良好的抗精神病作用,能迅速控制兴奋躁动状态,大剂量连续用药能消除患者的幻觉和妄想等症状,减轻思维障碍,使患者恢复理智,情绪安定,生活自理。对抑郁无效,甚至可使之加剧。长期应用,锥体外系反应的发生率较高。②镇吐作用:小剂量可抑制延髓催吐化学感受区的多巴胺受体,大剂量时可直接抑制呕吐中枢,产生强大的镇吐作用。但对刺激前庭所致的呕吐无效。对顽固性呃逆有效。③降温作用:抑制体温调节中枢,使体温降低,体温可随外环境变化而变化。

用较大剂量时,置患者于冷环境中(如冰袋或用冰水浴)可出现"人工冬眠"状态。④增强催眠药、麻醉药、镇静药的作用。⑤对心血管系统的作用:可阻断外周α肾上腺素受体,直接扩张血管,引起血压下降,大剂量时可引起直立性低血压,应注意。还可解除小动脉、小静脉痉挛,改善微循环而有抗休克作用。同时由于扩张大静脉的作用大于动脉系统,可降低心脏前负荷而改善心脏功能(尤其是左心衰竭)。⑥对内分泌系统有一定影响,如使催乳素释放抑制因子释放减少,出现乳房肿大、乳溢。抑制促性腺激素释放、促肾上腺皮质激素及生长激素分泌,延迟排卵。⑦阻断 M 受体作用较弱,引起口干、便秘、视物模糊。口服易吸收,但吸收不规则,个体差异甚大。胃内容物或与抗胆碱药(如苯海索)同服时可影响其吸收。

主要用于:①治疗精神病。主要对控制精神分裂症或其他精神病的兴奋躁动、紧张不安、幻觉和妄想等症状有显著疗效。②镇吐。几乎对各种原因(如尿毒症、胃肠炎、恶性肿瘤、妊娠及药物)引起的呕吐均有效,也可治疗顽固性呃逆。但对晕动病呕吐无效。③低温麻醉及人工冬眠。配合物理降温,应用氯丙嗪于低温麻醉时可防止休克发生;人工冬眠时,与哌替啶、异丙嗪组成冬眠合剂用于创伤性休克、中毒性休克、烧伤、高热及甲状腺危象的辅助治疗。④与镇痛药合用,缓解晚期癌症患者的剧痛。⑤治疗心力衰竭。⑥试用于治疗巨人症。

(3)用法与用量。①口服:治疗精神病,1 天 50～600 mg。开始 1 天 25～50 mg,分 2～3 次服,渐增至 1 天 300～450 mg,症状减轻后减至维持量 1 天 100～150 mg。极量 1 次 150 mg,1 天 600 mg。镇吐和顽固性呃逆,1 次 12.5～25.0 mg,1 天 2～3 次。②肌内注射或静脉注射:治疗精神病,1 次 25～50 mg,用氯化钠注射液稀释至 1 mg/mL,然后以每分钟不超过 1 mg 的速度缓慢注入。一般采用静脉滴注而避免静脉注射,以防意外。极量 1 次 100 mg,1 天 400 mg。待患者合作后改为口服。呕吐,1 次 25～50 mg。治疗心力衰竭,1 次 5～10 mg,1 天 1～2 次。也可静脉滴注,速度为每分钟 0.5 mg。③静脉滴注:从小剂量开始,25～50 mg 稀释于 500 mL 葡萄糖氯化钠注射液中缓慢滴注,1 天 1 次,每隔 1～2 天缓慢增加 25～50 mg,治疗剂量 1 天 100～200 mg。④小儿口服、肌内注射、静脉注射:1 次 0.5～1.0 mg/kg。

(4)注意事项:①对吩噻嗪类药物过敏、骨髓抑制、肝功能严重减退、青光眼、有癫痫或惊厥病史(能降低惊厥阈,诱发癫痫)及昏迷(特别是用中枢神经抑制药后)患者禁用。肝功能不全、尿毒症、高血压、冠心病患者慎用。6 月龄以下婴儿不推荐使用。②常见的不良反应有中枢抑制症状(如嗜睡、淡漠、无力等)、α受体阻断症状(鼻塞、血压下降、直立性低血压及反射性心动过速等)、M受体阻断症状(口干、视物模糊、无汗、便秘、眼压升高等)。③本品局部刺激性较强,肌内注射局部疼痛较重,可加 1‰ 普鲁卡因溶液进行深部肌内注射。静脉注射可致血栓性静脉炎,应以 0.9% 氯化钠注射液或葡萄糖注射液稀释后缓慢注射。④注射或口服大剂量时可引起直立性低血压,注射给药后立即卧床休息 1～2 小时左右缓慢起立。血压过低时可静脉滴注去甲肾上腺素或麻黄碱升压,但不可用肾上腺素,以防血压降得更低。⑤长期大量服药可出现锥体外系反应,如帕金森综合征、静坐不能、急性肌张力障碍,可通过减少药量、停药来减轻或消除,也可用抗胆碱药缓解。⑥部分患者长期服用后可引起迟发性运动障碍,表现为不自主的刻板运动,停药后不消失,用抗胆碱药反使症状加重,抗多巴胺药可使此反应减轻。⑦本品有时可引起抑郁状态,用药时应注意。⑧老年人对本类药物的耐受性降低,且易产生低血压、过度镇静及不易消除的迟发性运动障碍。⑨可发生变态反应,常见有皮疹、接触性皮炎、剥脱性皮炎、粒细胞减少(此反应少见,一旦发生应立即停药)、哮喘、紫癜等。⑩长期用药还会引起内分泌系统紊乱,如乳腺增大、泌乳、肥胖、闭经、抑制儿童生长等。

(5)药物相互作用:①与单胺氧化酶抑制药、三环类抗抑郁药合用时,两者的抗胆碱作用增强,不良反应加重。②可增强其他中枢抑制药的作用,如乙醇、镇静催眠药、抗组胺药、镇痛药等,联合应用时注意调整剂量。特别是与吗啡、哌替啶等合用时,应注意呼吸抑制和血压降低。③肝药酶诱导剂苯巴比妥、苯妥英钠、卡马西平等可加速本品的代谢,使药效降低,减弱其抗精神病作用。④与抗高血压药合用易致直立性低血压。⑤与舒托必利合用有发生室性心律失常的危险。⑥抗酸药及苯海索可影响本品的吸收。⑦本品可逆转肾上腺素的升压作用而引起严重低血压。⑧与阿托品类药物合用,抗胆碱作用增强,不良反应增加。⑨与碳酸锂合用,可引起血锂浓度增高,导致运动障碍、锥体外系反应加重、脑病及脑损伤等。

2.奋乃静

(1)别名:羟哌氯丙嗪,得乐方,氯吩嗪。

(2)作用与应用:本品为吩噻嗪类的哌嗪衍生物。作用与氯丙嗪相似,但其抗精神病作用、镇吐作用较强,而镇静作用较弱。毒性较低。对幻觉、妄想、焦虑、紧张、激动等症状有效。对多巴胺受体的作用与氯丙嗪相同,其锥体外系不良反应较明显;对去甲肾上腺素受体影响较小,故对血压影响不大。肌内注射本品治疗急性精神病时 10 分钟起效,1～2 小时达最大效应,作用可持续 6 小时。

口服吸收慢而不规则,生物利用度为 20%,达峰时间为 4～8 小时。主要在肝脏代谢,在肝脏中有明显的首过效应并存在肝肠循环。用于:①治疗偏执型精神病、反应性精神病、症状性精神病、单纯型及慢性精神分裂症。②治疗恶心、呕吐、呃逆等症。③神经症具有焦虑紧张症状者亦可用小剂量配合其他药物治疗。

(3)用法与用量。①口服:用于精神病,从小剂量开始,1 次 2～4 mg,1 天 6～12 mg,每隔 1～2 天增加 6 mg,渐增至 1 天 30～60 mg,分 3 次服。成人住院患者治疗量,1 天 20～50 mg,分 2～4 次服,或根据需要和耐受情况调整用量。门诊患者可缓慢加量,逐渐增至需要量。用于呕吐和焦虑,1 次 2～4 mg,1 天 2～3 次。②肌内注射:用于精神病,1 次 5～10 mg,隔 6 小时 1 次或酌情调整;用于呕吐,1 次 5 mg。

(4)注意事项:①对吩噻嗪类药物过敏、肝功能不全、有血液病、骨髓抑制、青光眼、帕金森病及帕金森综合征患者禁用。孕妇及哺乳期妇女慎用。②锥体外系症状较多见,一般服用苯海索可解除。长期服用也可以发生迟发性运动障碍。过量可引起木僵或昏迷。③少数患者有心悸、心动过速、口干、恶心、呕吐、便秘、尿频、食欲改变和体重增加等症状。有时可产生直立性虚脱。偶见皮疹、过敏性皮炎、阻塞性黄疸、心电图 ST-T 波变化。④服药大约 2 周后才能充分显效。突然停药会导致恶心、呕吐、胃部刺激、头痛、心率加快、失眠或病情恶化,故应逐渐减量。⑤可与食物、水和牛奶同服以减少对胃的刺激。⑥本品可使尿液变成粉红色、红色或红棕色。⑦应选用去甲肾上腺素或去氧肾上腺素治疗低血压,禁用肾上腺素。

(5)药物相互作用:①与镇静催眠药、镇痛药合用可增强中枢抑制作用。②与锂制剂合用可导致衰弱无力、运动障碍、锥体外系反应加重、脑病及脑损伤。③与曲马朵合用可引发癫痫。④可降低苯丙胺、胍乙啶、抗惊厥药和左旋多巴等的药效。⑤与氟西汀、帕罗西汀、舍曲林合用可出现严重的帕金森综合征。⑥本品可逆转肾上腺素的升压作用而引起严重的低血压。⑦可增强单胺氧化酶抑制药、三环类抗抑郁药、普萘洛尔和苯妥英钠的不良反应。

(二)硫杂蒽类

1.氯普噻吨

(1)别名:氯丙硫蒽,泰尔登,泰来静,氯丙噻吨,氯丙硫新。

(2)作用与应用:本品药理作用与氯丙嗪相似。可通过阻断脑内神经突触后 D_1 和 D_2 受体而改善精神症状,抗精神病作用不及氯丙嗪。也可抑制脑干网状结构上行激活系统,镇静作用比氯丙嗪强。还可抑制延髓化学感受区而发挥止吐作用。并有较弱的抗抑郁、抗焦虑作用,故调整情绪、控制焦虑和抑郁的作用较氯丙嗪强,但抗幻觉、妄想的作用不如氯丙嗪。由于其抗肾上腺素与抗胆碱作用较弱,故不良反应较轻,锥体外系症状也较少。口服后吸收快,1～3小时血药浓度可达峰值。肌内注射后作用时间可达12小时以上。用于伴有焦虑或抑郁症的精神分裂症、更年期抑郁症;亦用于改善焦虑、紧张、睡眠障碍。

(3)用法与用量。①口服:治疗精神病,从小剂量开始,1天75～200 mg,分2～3次服。必要时可用至每天400～600 mg。老年患者起始剂量应减半,加量要缓慢,随后的剂量增加也应减慢。治疗儿童精神分裂症,6～12岁,1次10～25 mg,1天3～4次。治疗神经症,1次12.5～25.0 mg,1天3次。治疗儿童精神分裂症,6～12岁1次10～25 mg,1天3～4次。治疗神经症,1次12.5～25.0 mg,1天3次。②肌内注射:对于精神病的兴奋躁动、不合作者,开始可肌内注射,1天90～150 mg,分次给予;好转后改为口服。

(4)注意事项:①对本品过敏、帕金森病及帕金森综合征、基底神经节病变、昏迷、骨髓抑制、青光眼、尿潴留患者、6岁以下儿童禁用。肝功能受损、癫痫、心血管疾病、前列腺增生、溃疡病患者及孕妇慎用。哺乳期妇女用药期间应停止哺乳。②不良反应与氯丙嗪相似,也可引起直立性低血压,锥体外系反应较少见。长期大剂量用药也可产生迟发性运动障碍。大剂量时可引起癫痫强直阵挛发作。注射局部可见红肿、疼痛、硬结。③可引起血浆中催乳素浓度增加,可能有关的症状为乳溢、男子女性化乳房、月经失调、闭经。

(5)药物相互作用:①与三环类或单胺氧化酶抑制药合用时,镇静和抗胆碱作用增强。②与抗胆碱药合用,可使两者的作用均增强。③与锂剂合用可导致虚弱、运动障碍、锥体外系反应加重及脑损伤等。④与曲马朵、佐替平合用发生惊厥的危险性增加。⑤与抗胃酸药或泻药合用时可减少本品的吸收。⑥本品与肾上腺素合用可导致血压下降。⑦可掩盖氨基糖苷类抗生素的耳毒性。

2.氯哌噻吨

(1)别名:氯噻吨,氨噻吨。

(2)作用与应用。本品通过对 D_1 和 D_2 受体的阻断而起作用,其抗精神病作用与氯丙嗪相似,有较强的镇静作用。长期应用不会引起耐受性增加和多巴胺受体过敏。阻断 α 肾上腺素受体作用比较强。口服一般在2～7天出现疗效。速效针剂肌内注射后4小时起效。长效针剂在肌内注射后第1周出现疗效。用于:①精神分裂症。长期用药可预防复发,对慢性患者可改善症状。对幻觉、妄想、思维障碍、行为紊乱、兴奋躁动等有较好疗效。②对智力障碍伴精神运动性兴奋状态、儿童严重攻击性行为障碍、老年动脉硬化性痴呆疗效较好。

（3）用法与用量。①口服:开始剂量 1 天 10 mg,1 天 1 次。以后可逐渐增至 1 天 80 mg(首剂后每 2~3 天增加 5~10 mg),分 2~3 次服。维持量 1 天 10~40 mg。②深部肌内注射:速效针剂,1 次 50~100 mg,一般每 72 小时 1 次,总量不超过 400 mg;老年人 1 次不宜超过 100 mg。长效制剂,一般 1 次 200 mg,每 2~4 周 1 次,根据情况调整。

（4）注意事项:①对硫杂蒽类及吩噻嗪类药物过敏(本品与其他硫杂蒽类及吩噻嗪类药物有交叉过敏性),有惊厥病史,严重心、肝、肾功能不全患者,孕妇及哺乳期妇女禁用。不宜用于兴奋、躁动患者。②主要不良反应为锥体外系反应,使用苯海索可减轻,大剂量可出现头昏、乏力、嗜睡、口干、心动过速、直立性低血压等。多见于治疗开始的两周内,坚持治疗或减量可逐渐减轻或消失。③儿童不宜使用速效针剂。④注意剂量个体化,应从小剂量开始,根据疗效逐步调整至最适合剂量。⑤服药期间应避免饮酒。

（5）药物相互作用:①与催眠药、镇痛药或镇静药合用可相互增效。②与哌嗪合用可增加锥体外系反应的发生率。③不宜与其他抗精神病药合用。

(三)丁酰苯类

如氟哌啶醇,又称氟哌丁苯、氟哌醇、卤吡醇,作用与氯丙嗪相似,有较强的多巴胺受体阻断作用,属于强效低剂量的抗精神病药。其抗焦虑症、抗精神病作用强而持久,对精神分裂症及其他精神病的躁狂症状均有效。镇吐作用较强,但镇静作用弱,降温作用不明显。抗胆碱及抗去甲肾上腺素的作用较弱,心血管系统不良反应较少。口服吸收快,3~6 小时血药浓度达高峰。主要用于:①各型急、慢性精神分裂症,尤其适合急性青春型和伴有敌对情绪及攻击行为的偏执型精神分裂症,亦可用于对吩噻嗪类药物治疗无效的其他类型或慢性精神分裂症。②焦虑性神经症。③儿童抽动秽语综合征,又称 Tourette 综合征(TS)。小剂量本品治疗有效,能消除不自主的运动,又能减轻和消除伴存的精神症状。④呕吐及顽固性呃逆。

(四)苯甲酰胺类

如舒必利,又称止吐灵,属苯甲酰胺类化合物,为非典型抗精神病药(锥体外系不良反应不明显)。在下丘脑、脑桥和延髓能阻断 D_1、D_2 受体,对 D_3、D_4 受体也有一定的阻断作用。具有激活情感作用。其抗木僵、退缩、幻觉、妄想及精神错乱的作用较强,并有一定的抗抑郁作用,对情绪低落、抑郁等症状也有治疗作用。有很强的中枢性止吐作用。抗胆碱作用较弱,无镇静催眠作用和抗兴奋躁动作用。本品自胃肠道吸收,2小时可达血药浓度峰值。可透过胎盘屏障及从母乳中排出。用于:①精神分裂症,适用于单纯型、偏执型、紧张型及慢性精神分裂症的孤僻、退缩、淡漠症状。对抑郁症状有一定疗效。②治疗呕吐、乙醇中毒性精神病、智力发育不全伴有人格障碍。③胃及十二指肠溃疡、眩晕、偏头痛等。

(五)新型结构抗精神病药

1.二苯丁酰哌啶类

如五氟利多,为口服长效抗精神分裂症药。阻断 D_2 受体,具有较强的抗精神病作用、镇吐作用和阻断 α 受体的作用。有效剂量时不会诱发癫痫,对心血管系统的不良反应小,镇静作用较弱,是一类口服作用维持时间较长、又较安全的抗精神病药,一次用药疗效可维持1周(吸收后能贮存在脂肪组织中并缓慢释放)。抗精神病作用与氟哌啶醇相似。对精神分裂症的各型、各病程均有疗效,控制幻觉、妄想、淡漠、退缩等症状疗效较好。主要用于慢性精神分裂症,尤其适用于病情缓解者的维持治疗,对急性患者也有效。

2.二苯二氮䓬类

如氯氮平,为一广谱抗精神病药,对精神分裂症的疗效与氯丙嗪相当,但起效迅速,多在1周内见效。作用于中脑-边缘系统的多巴胺受体,抑制多巴胺与 D_1、D_2 受体结合,对黑质-纹状体的多巴胺受体影响较少,故有较强的抗精神病作用而锥体外系不良反应少见,也不引起僵直反应。并具有阻断 5-HT_2 受体的作用。能直接抑制中脑网状结构上行激活系统,具有强大的镇静催眠作用。此外,尚有抗胆碱作用、抗 α 肾上腺素能作用、肌松作用和抗组胺作用。口服吸收迅速、完全,食物对其吸收速率和程度无影响。可通过血-脑屏障,蛋白结合率高达95%,有肝脏首过效应。女性患者的血药浓度明显高于男性患者。吸烟可加速本品的代谢。对精神分裂症的阳性或阴性症状有较好的疗效,适用于急性和慢性精神分裂症的各个亚型,对偏执型、青春型效果好;也可以减轻与精神分裂症有关的情感症状(如抑郁、负罪感、焦虑)。本品也用于治疗躁狂症或其他精神病性障碍的兴奋躁动和幻觉、妄想,适用于难治性精神分裂症。因可引起粒细胞减少症,一般不宜作为治疗精神分裂症的首选药物,而用于患者经历了其他两种抗精神病药充分治疗无效或不能耐受其他药物治疗时。

3.苯丙异噁唑类

如利培酮,是新一代非典型抗精神病药。与 5-HT_2 受体和多巴胺 D_2 受体有很高的亲和力。本品是强有力的 D_2 受体阻断药,可以改善精神分裂症的阳性症状,但它引起的运动功能抑制以及强直性昏厥都要比经典的抗精神病药少。对中枢神经系统的 5-HT 和多巴胺阻断作用的平衡可以减少发生锥体外系不良反应的可能,并将其治疗作用扩展到精神分裂症的阴性症状和情感症状。口服吸收迅速、完全,其吸收不受食物影响。老年患者和肾功能不全患者清除速度减慢。用于治疗急性和慢性精神分裂症,特别是对阳性及阴性症状及其伴发的情感症状(如焦虑、抑郁等)有较好的疗效;也可减轻与精神分裂症有关的情感障碍。对于急性期治疗有效的患者,在维持期治疗中本品可继续发挥其临床疗效。

4.吲哚类

如舍吲哚,为苯吲哚衍生物,对多巴胺 D_2 受体、5-HT$_{2A}$、5-HT$_2$C 受体、α_1 受体均有较强的亲和力。控制精神分裂症阳性症状与氟哌啶醇相似,并有较强的改善阴性症状的作用。极少见锥体外系症状。口服后达峰时间长,约 10 小时,老年人及肾功能损害的患者对本品的药动学无影响。用于治疗精神分裂症阳性和阴性症状。

5.其他

阿立哌唑、曲美托嗪等药。

二、心境稳定药(抗躁狂症药)

心境稳定药即抗躁狂症药,主要用于治疗躁狂症。躁狂症是指以心境显著而持久的高涨为基本临床表现,并伴有相应思维和行为异常的一类精神疾病,是躁狂抑郁症的一种发作形式。以情感高涨、思维奔逸,以及言语动作增多为典型症状。通常有反复发作的倾向。虽然躁狂可以单纯急性发作,但是通常情况下躁狂发作后紧随抑郁。所以躁狂一般见于双相情感障碍(又称为躁狂抑郁症)的患者。抗躁狂药不是简单地抗躁狂,而有调整情绪稳定的作用,防止双相情感障碍的复发,是对躁狂症具有较好的治疗和预防发作的药物,专属性强,对精神分裂症往往无效。目前所指的抗躁狂症药,实际上只有锂盐一类,最常用的是碳酸锂。卡马西平和丙戊酸盐治疗躁狂症也有比较确切的疗效,而且长期服用对双相情感性精神障碍的反复发作具有预防作用,但是药物分类上它们属于抗癫痫药。此外,某些抗精神病药(如氯丙嗪、氟奋乃静、氟哌啶醇、氯氮平等)也具有抗躁狂作用,可治疗双相情感性精神障碍的躁狂相。

(一)碳酸锂

碳酸锂具有显著的抗躁狂症作用,特别是对急性躁狂和轻度躁狂疗效显著,有效率为 80%,还可改善精神分裂症的情感障碍。主要抗躁狂,有时对抑郁症也有效,故有情绪稳定药之称。治疗量时对正常人的精神行为无明显影响。尽管研究发现锂离子在细胞水平具有多个方面的作用,但其情绪安定作用的确切机制目前仍不清楚。其抗躁狂发作的机制主要在于:①在治疗浓度抑制除极化和 Ca^{2+} 依赖的 NA 和 DA 从神经末梢释放,而不影响或促进 5-HT 的释放。②摄取突触间隙中儿茶酚胺,并增加其灭活。③抑制腺苷酸环化酶和磷脂酶 C 所介导的反应。④影响 Na^+、Ca^{2+}、Mg^{2+} 的分布,影响葡萄糖的代谢。口服易吸收,0.5~2.0 小时可达血药浓度高峰,按常规给药 6~7 天达稳态血药浓度。分布于全身各组织中,脑脊液和脑组织中的药物浓度约为血浆中的 50%。主要经肾脏排泄,其速度因人而异,特别是与血浆内的钠离子有关,钠多则锂盐浓度低,反之则升高。多摄入氯化钠可促进锂盐排出。血浆半衰期为 20~24 小时,老年人为 36~48 小时。主要用于治疗躁狂症,对躁狂和抑郁交替发作的双相情感性精神障碍有很好的治疗和预防复发的作用,对反复发作的抑郁症也有预防发作的作用。一般于用药后 6~7 天症状开始好转。因锂盐无镇静作用,一般主张对严重急性躁狂患者先与氯丙嗪或氟哌啶醇合用,急性症状控制后再单用碳酸锂维持。还可用于治疗分裂情感性精神病、粒细胞减少、再生障碍性贫血、月经过多症、急性细菌性痢疾。

(二)卡马西平

本品具有抗癫痫、抗神经性疼痛、抗躁狂抑郁症、改善某些精神疾病的症状、抗中枢性尿崩症的作用。可用于急性躁狂发作、抑郁发作以及双相情感性精神障碍的维持治疗。锂盐治疗无效或不能耐受时可考虑选用本品代替。

(三)丙戊酸钠

丙戊酸是 GABA 氨基转移酶的抑制药。通过抑制该酶的活性,阻断 GABA 的降解过程,从而增加脑内抑制性氨基酸 GABA 的浓度。具有抗癫痫、抗躁狂抑郁症作用。可用于急性躁狂发作的治疗,长期服用对双相情感性精神障碍的反复发作具有预防作用。

三、抗抑郁药

抑郁症属于情感性障碍,是一种常见的精神疾病。主要表现为情绪低落,兴趣减低,悲观,思维迟缓,缺乏主动性,自责自罪,饮食、睡眠差,担心自己患有各种疾病,感到全身多处不适,严重者可出现自杀念头和行为,常伴有某些躯体或生物学症状。一般分为反应性抑郁、内源性抑郁和双相情感障碍抑郁相。目前抑郁症的病因、病理生理学机制等尚不明确。但长期研究表明,其生理学基础可能是脑内单胺类递质 5-HT 和 NA 的缺乏。解剖学基础是上述神经递质环路所在的影响情绪、心境的脑内结构,包括海马、边缘系统(基底神经节、杏仁核、伏隔核等)以及大脑皮质的某些特定脑区。抗抑郁药对上述抑郁症的临床症状具有明显的治疗作用,可使 70% 左右的抑郁症患者病情显著改善,长期治疗可使反复发作的抑郁减少复发;对焦虑性障碍、惊恐发作、强迫性障碍及恐惧症也有效。丙米嗪和选择性 5-HT 再摄取抑制药对非情感性障碍如遗尿症、贪食症等也有效。抗抑郁药主要分为以下各类。

(一)三环类抗抑郁药

三环类抗抑郁药(TCAs)可以抑制突触前膜对 NA 和 5-HT 的再摄取,增加突触间隙中有效的 NA 和/或 5-HT 的水平,延长 NA 和 5-HT 作用于相应受体的时间,发挥抗抑郁作用。此外,三环类抗抑郁药可阻断 M 胆碱受体,引起阿托品样不良反应,还可不同程度地阻断 α 肾上腺素受体和组胺受体。

1.丙米嗪

(1)别名:米帕明,丙帕明,依米帕明,托弗尼尔。

(2)作用与应用。本品具有较强的抗抑郁作用,但兴奋作用不明显,镇静作用和抗胆碱作用均属中等。因对中枢突触前膜 5-HT 与 NA 再摄取的拮抗作用,增加突触间隙 NA 和 5-HT 的含量而起到抗抑郁作用。抑郁症患者连续服药后出现精神振奋现象,连续 2~3 周后疗效才显著,使情绪高涨,症状减轻。此外,本品还能够阻断 M 胆碱受体,导致阿托品样作用的出现。本品亦可阻断肾上腺素 α 受体,与其 M 受体的阻断作用一起,对心脏产生直接的抑制作用。口服后吸收迅速而完全,主要在肝内代谢,活性代谢产物为地昔帕明。主要随尿液排出,还可随乳汁泌出。用于:①各种类型的抑郁症治疗。对内源性抑郁症、反应性抑郁症及更年期抑郁症均有效,但疗效出现慢(多在 1 周后才出现效果)。对精神分裂症伴发的抑郁状态则几乎无效或疗效差。②惊恐发作的治疗。其疗效与单胺氧化酶抑制药相当。③小儿遗尿症。

(3)用法与用量。口服:治疗抑郁症、惊恐发作,成人 1 次 12.5~25.0 mg,1 天3 次。年老体弱者 1 次量从 12.5 mg 开始,逐渐增加剂量,须根据耐受情况而调整用量。极量 1 天 200~300 mg。小儿遗尿症,6 岁以上 1 次 12.5~25.0 mg,每晚 1 次(睡前 1 小时服),如在 1 周内未获满意效果,12 岁以下每天可增至 50 mg,12 岁以上每天可增至 75 mg。

(4)注意事项:①对三环类抗抑郁药过敏、高血压、严重心脏病、肝肾功能不全、青光眼、甲状腺功能亢进、尿潴留患者及孕妇禁用。有癫痫发作倾向、各种原因导致的排尿困难(如前列腺炎、膀胱炎)、心血管疾病、严重抑郁症患者及6岁以下儿童慎用。哺乳期妇女使用本品应停止哺乳。②较常见的不良反应有口干、心动过速、出汗、视物模糊、眩晕、便秘、尿潴留、失眠、精神错乱、皮疹、震颤、心肌损害。大剂量可引起癫痫样发作。偶见粒细胞减少。③长期、大剂量应用时应定期检查血常规和肝功能。④突然停药可产生停药症状(头痛、恶心等),宜缓慢撤药(在1～2个月内逐渐减少用量至停药)。⑤使用三环类抗抑郁药时须根据个体情况调整剂量。宜在餐后服药,以减少胃部刺激。⑥过量可致惊厥、严重嗜睡、呼吸困难、过度疲乏或虚弱、呕吐、瞳孔散大及发热,应给予对症处理和支持疗法。⑦老年人代谢、排泄功能下降,对本类药的敏感性增强,服药后产生不良反应(如头晕、排尿困难等)的危险更大,使用中应格外注意防止直立性低血压。

(5)药物相互作用:①本品禁止与单胺氧化酶抑制药(如吗氯贝胺、司来吉兰等)合用,因易发生致死性5-HT综合征(表现为高血压、心动过速、高热、肌阵挛、精神状态兴奋性改变等)。②与肝药酶CYP2D6抑制药(如奎尼丁、西咪替丁、帕罗西汀、舍曲林、氟西汀等)合用会增加本品的血药浓度,延长清除半衰期。③与肝药酶诱导剂(如苯妥英、巴比妥类药物、卡马西平等)合用会使本品的血药浓度降低,清除速率加快。④与抗胆碱类药物或抗组胺药物合用会产生阿托品样作用(如口干、散瞳、肠蠕动降低等)。⑤与香豆素类药物(如华法林)合用会使抗凝血药的代谢减少,出血风险增加。⑥与奈福泮、曲马朵、碘海醇合用会增加痫性发作发生的风险。⑦与甲状腺素制剂合用易相互增强作用,引起心律失常、甚至产生毒性反应。⑧与拟肾上腺素类药物合用,合用药物的升压作用被增强。

2.阿米替林

(1)别名:氨三环庚素,依拉维。

(2)作用与应用。本品为临床常用的三环类抗抑郁药,抗抑郁作用与丙米嗪极为相似,与后者相比,本品对5-HT再摄取的抑制作用强于对NA再摄取的抑制;其镇静及抗胆碱作用也较明显。可使抑郁症患者情绪提高,对思考缓慢、行动迟缓及食欲缺乏等症状能有所改善。本品还可通过作用于中枢阿片受体,缓解慢性疼痛。一般用药后7～10天可产生明显疗效。口服吸收完全,8～12小时达血药峰浓度。经肝脏代谢,代谢产物去甲替林仍有活性。可透过胎盘屏障,从乳汁排泄,最终代谢产物自肾脏排出体外。排泄较慢,停药3周仍可在尿中检出。用于：①治疗各型抑郁症和抑郁状态。对内源性抑郁症和更年期抑郁症疗效较好，对反应性抑郁症及神经症的抑郁状态亦有效。对兼有焦虑和抑郁症状的患者，疗效优于丙米嗪。与电休克联合使用于重症抑郁症，可减少电休克次数。②缓解慢性疼痛。③治疗小儿遗尿症、儿童多动症。

（3）用法与用量。①口服：治疗抑郁症、慢性疼痛，1 次 25 mg，1 天 2～4 次，以后递增至 1 天 150～300 mg，分次服。维持量 1 天 50～200 mg。老年患者和青少年 1 天 50 mg，分次或夜间 1 次服。治疗遗尿症，睡前 1 次口服 10～25 mg。儿童多动症，7 岁以上儿童 1 次 10～25 mg，1 天 2～3 次。②静脉注射或肌内注射：重症抑郁症、严重的抑郁状态，1 次 20～30 mg，1 天 3～4 次。患者能配合治疗后改为口服给药。

（4）注意事项：①严重心脏病、青光眼、前列腺增生伴有排尿困难、麻痹性肠梗阻、重症肌无力、甲状腺功能亢进、有癫痫病史、使用单胺氧化酶抑制药者禁用。严重肝肾功能不全、支气管哮喘患者慎用。②不良反应比丙米嗪少且轻。常见口干、嗜睡、便秘、视物模糊、排尿困难、心悸。偶见心律失常、眩晕、运动失调、癫痫样发作、直立性低血压、肝损伤及迟发性运动障碍。有报道偶有加重糖尿病症状。③对易发生头昏、萎靡等不良反应者，可在晚间 1 次顿服，以免影响日常工作。④可导致光敏感性增加，应避免长时间暴露于阳光或日光灯下。⑤其他参见丙米嗪。

（5）药物相互作用：①与单胺氧化酶抑制药合用增强本品的不良反应。②与中枢神经系统抑制药合用，合用药的作用被增强。③与肾上腺素受体激动药合用，可引起严重的高血压与高热。④与胍乙啶合用，拮抗胍乙啶的降压作用。⑤与甲状腺素、吩噻嗪类药物合用，本品的作用被增强。⑥氯氮䓬、奥芬那君可增强本品的抗胆碱作用。

（二）去甲肾上腺素再摄取抑制药

该类药物选择性地抑制 NA 的再摄取，用于以脑内 NA 缺乏为主的抑郁症，尤其适用于尿检 MH-PG（NA 的代谢物）显著减少的患者。这类药物的特点是奏效快，而镇静作用、抗胆碱作用和降压作用均比三环类抗抑郁药弱。

1.马普替林

（1）别名：麦普替林，路滴美，路地米尔，甲胺丙内乙蒽，吗丙啶，马普智林。

（2）作用与应用：本品为非典型抗抑郁药，选择性地抑制中枢神经元突触前膜对去甲肾上腺素的再摄取，但不能阻断对 5-HT 的再摄取。其抗抑郁效果与丙米嗪、阿米替林相似，且起效较快，不良反应较少。患者用药后，精神症状、对环境的适应能力及自制力均有改善。镇静作用与三环类抗抑郁药相当。对睡眠的影响与丙米嗪不同,延长 REMS 睡眠时间。口服、注射均可迅速吸收。静脉注射后 2 小时,海马中的药物浓度最高,其次为大脑、小脑皮质、丘脑和中脑。主要经肝脏代谢,活性代谢物为去甲马普替林。主要用于治疗内源性抑郁症、迟发性抑郁症(更年期性抑郁症)、精神性抑郁症、反应性和神经性抑郁症、耗竭性抑郁症;亦可用于疾病或精神因素引起的抑郁状态(如产后抑郁、脑动脉硬化伴发抑郁、精神分裂症伴有抑郁)。可用于伴有抑郁、激越行为障碍的儿童及夜尿者。

(3)用法与用量。①口服:治疗期间,应将患者置于医疗监督下,确定剂量时应个体化,并根据患者的情况和反应进行调整,以尽可能小的剂量达到治疗效果,并缓慢地增加剂量。每天用药量不宜超过 150 mg。轻至中度抑郁症,特别是用于治疗可以自行就诊的患者,1 次 25 mg,1 天 3 次;或 1 次 75 mg,1 天 1 次(黄昏顿服),应根据患者病情严重程度和反应而定,均用药至少 2 周。严重抑郁症,特别是住院患者,1 次 25 mg,1 天 3 次,或 75 mg,1 天 1 次,必要时根据患者反应,将每天剂量逐渐增至 150 mg,分数次或 1 次服用。儿童和青少年患者应逐渐增加剂量,开始用 25 mg,1 天 1 次。必要时根据患者的反应将每天剂量逐渐增至 25 mg,1 天 3 次;或 75 mg,1 天 1 次。对青少年,可按具体情况将剂量增至接近成人的水平。老年患者逐渐增加剂量,开始用 25 mg,1 天 1 次;必要时根据患者的反应将每天剂量逐渐增至 25 mg,1 天 3 次;或 75 mg,1 天 1 次。②静脉滴注:对急性严重抑郁症或口服抗抑郁药疗效不佳者可静脉给药,静脉滴注时将 25~50 mg 稀释于 0.9%氯化钠注射液或 5%葡萄糖注射液 250 mL 中,于 2~3 小时滴完,见效后改为口服;静脉注射时,25~50 mg 稀释于 0.9%氯化钠注射液 10~20 mL 中缓慢注射,1 天剂量不得超过 150 mg。

(4)注意事项:①对本品过敏、癫痫、伴有排尿困难的前列腺肥大、闭角型青光眼患者禁用。心、肝、肾功能严重不全者,18 岁以下青少年及儿童,孕妇,哺乳期妇女慎用。②不良反应与三环类相似,但少而轻。以胆碱能拮抗症状最为常见,如口干、便秘、视物模糊等,尚可见嗜睡。偶可诱发躁狂症、癫痫强直阵挛发作。对心脏的影响为延长 Q-T 间期,增加心率。③用于双相抑郁症时,应注意诱发躁狂症出现。④应遵循剂量个体化原则,由小剂量开始,再根据症状和耐受情况调整。⑤可与食物同服,以减轻胃部刺激。⑥老年人维持治疗时不宜在晚间睡前单次服药,仍以分次服用为宜。⑦用药期间应避免驾驶车辆或操纵机器。⑧出现严重不良反应时应停药。停药后本品的作用可持续 7 天,仍应继续观察服药期间的所有不良反应。无特异解毒药,可采取支持和对症治疗。

(5)药物相互作用:①与单胺氧化酶抑制药合用可增强本品的不良反应。②其他参见丙米嗪。

2.瑞波西汀

(1)别名:叶洛抒。

(2)作用与应用:本品是一种选择性 NA 再摄取抑制药,通过选择性地抑制突触前膜对 NA 再摄取,增强中枢去甲肾上腺素能神经的功能,从而发挥抗抑郁作用。对 5-HT 的再摄取抑制作用微弱,对 α_1 受体和 M 受体几乎无亲和力,主要用于治疗抑郁症、焦虑症。

(3)用法与用量。口服:开始 1 天 8 mg,分 2 次给药。用药 3～4 周后视需要可增至 1 天 12 mg,分 3 次服。1 天剂量不得超过 12 mg。服用本品后不会立即减轻症状,通常症状的改善会在服用后几周内出现。因此,即使服药后没有立即出现病情好转也不应停药,直到服药几个月后医师建议停药为止。

(4)注意事项:①对本品过敏、肝肾功能不全、有惊厥史(如癫痫患者)、闭角型青光眼、前列腺增生、低血压、心脏病(如近期发生心血管意外事件)患者、孕妇及哺乳期妇女禁用。儿童及老年患者不宜使用。②可出现口干、便秘、多汗、排尿困难、静坐不能、眩晕或直立性低血压等。

(5)药物相互作用:①不应与单胺氧化酶抑制药同用。②本品主要经CYP3A4 代谢,同时服用能抑制 CYP3A4 活性的药物(包括红霉素等大环内酯类抗生素、咪唑类和三环类抗真菌药,如酮康唑、氟康唑等)可能增加本品的血药浓度。

(三)选择性 5-羟色胺再摄取抑制药

本类药物(SSRIs)的化学结构完全不同于三环类抗抑郁药,并且不具有三环类抗抑郁药的抗胆碱、抗组胺以及阻断 α 肾上腺素受体的不良反应。SSRIs 可以选择性地抑制 5-HT 转运体,拮抗突触前膜对 5-HT 的再摄取。

1.氟西汀

(1)别名:氟苯氧丙胺,百忧解,优克,艾旭,奥麦伦,开克,金开克,奥贝汀,氟苯氧苯胺,氟烷苯胺丙醚。

(2)作用与应用。本品是一种临床广泛应用的选择性 SSRIs,可选择性地抑制 5-HT 转运体,阻断突触前膜对 5-HT 的再摄取,延长和增加突触间隙 5-HT 的作用,从而产生抗抑郁作用,疗效与三环类药物相似。对肾上腺素能、组胺能、胆碱能受体的亲和力低,作用较弱,因而镇静、抗胆碱及心血管不良反应比三环类药小,耐受性与安全性优于三环类药。口服后吸收良好,易通过血-脑屏障,另有少量可分泌入乳汁中。在肝脏经 CYP2D6 代谢生成的活性代谢物去甲氟西汀也有抗抑郁作用。用于:①治疗伴有焦虑的各种抑郁症,尤宜用于老年抑郁症。②治疗惊恐状态,对广泛性焦虑障碍也有一定疗效。③治疗强迫障碍,但药物剂量应相应加大。④社交恐怖症、进食障碍(神经性贪食)。

(3)用法与用量。口服:①治疗抑郁症,最初治疗建议 1 天 20 mg,早餐后服用为宜,一般 4 周后才能显效。若未能控制症状,可考虑增加剂量,每天可增加 20 mg,最大推荐剂量 1 天 80 mg。维持治疗可以 1 天 20 mg。②强迫症,建议初始剂量为每天晨 20 mg,维持治疗可以 1 天 20～60 mg。③神经性贪食,建议 1 天60 mg。④惊恐障碍,初始剂量为 1 天 10 mg,1 周后可逐渐增加至 1 天 20 mg,如果症状没有有效控制,可适当增加剂量至 1 天 60 mg。老年人开始 1 天 10 mg,加药速度应放慢。

(4)注意事项:①对本品过敏者禁用。有癫痫病史、双相情感障碍病史、急性心脏病、自杀倾向、出血倾向者,儿童,孕妇及哺乳期妇女慎用。②不良反应较轻,大剂量时耐受性较好。常见的不良反应有失眠、恶心、易激动、头痛、运动性焦虑、精神紧张、震颤等,多发生于用药初期。有时出现皮疹(3%),大剂量用药(1 天 40～80 mg)时可出现精神症状,约 1% 的患者发生狂躁或轻躁狂。长期用药常发生食欲缺乏或性功能下降。③本品及其活性代谢产物的半衰期较长,原则上停药时无需逐渐减量,但应考虑药物的蓄积作用。目前已经有关于本品撤药后出现停药反应的病例报道,所以停药仍应慎重,逐渐减量,忌突然停药(参见氟伏沙明)。④服药期间不宜驾驶车辆或操作机器。⑤肝、肾功能损害患者的剂量应适当减少。⑥应注意密切观察在药物使用过程中特别是初期和剂量变动期时,患者的行为异常和精神情绪异常,及时发现并制止恶性事件发生。

(5)药物相互作用:①本类药物禁止与单胺氧化酶抑制药合用。在停用本类或单胺氧化酶抑制类药 14 天内禁止使用另一种药物,否则可能引起 5-HT 综合征(临床表现为高热、肌肉强直、肌阵挛、精神症状,甚至会出现生命体征的改变)。②与其他 5-HT 活性药物(锂盐、色氨酸、曲马朵、圣·约翰草,或其他 SSRIs、SNRIs 和三环类抗抑郁药)合用,可能会增加并导致 5-HT 能神经的活性亢进,而出现 5-HT 综合征。③与西沙必利、硫利达嗪、匹莫齐特、特非那定合用会引起心脏毒性,导致 Q-T 间期延长、心脏停搏等。应禁止合用。④与肝微粒体酶 CYP2D6 或者其他 CYP 同工酶的抑制药或作用底物(如西咪替丁、阿米替林、奋乃静、马普替林、丙米嗪、利托那韦、丁螺环酮、阿普唑仑等)合用,可使本品的血药浓度升高。⑤与 CYP 诱导剂(如卡马西平、苯巴比妥、苯妥英等)合用,会降低本品的血药浓度与药效。⑥与降血糖药合用可降低血糖,甚至导致低血糖症发生。停用本品时血糖升高。故在使用本品和停药后一段时间应监测血糖水平,及时采取干预措施。⑦SSRIs、5-HT 及 NA 双重再摄取抑制药(SNRIs)均有能增加出血的风险,特别是在与阿司匹林、华法林和其他抗凝血药合用时。⑧与地高辛合用可能会增加其血药浓度,增加发生洋地黄中毒的风险。

2.帕罗西汀

(1)别名:赛乐特,氟苯哌苯醚,帕罗克赛,乐友。

(2)作用与应用:本品为选择性 SSRIs,可选择性地抑制 5-HT 转运体,阻断突触前膜对 5-HT 的再摄取,通过增高突触间隙 5-HT 浓度而产生抗抑郁作用。常用剂量时,除微弱地抑制 NA 和 DA 的再摄取外,对其他递质无明显影响。抗抑郁疗效与三环类抗抑郁药相似,作用比三环类抗抑郁药快,远期疗效比丙米嗪好,而抗胆碱作用、体重增加、对心脏影响及镇静等不良反应均较三环类抗抑郁药轻。口服可完全吸收,生物利用度为 50%。有首过效应。血浆半衰期为24 小时,老年人半衰期会延长。用于治疗抑郁症,适合治疗伴发焦虑症状的抑郁症患者;亦可用于强迫症、惊恐障碍与社交恐怖症的治疗。

(3)用法与用量。口服:通常 1 天剂量范围在 20～50 mg,一般从20 mg开始,1 天 1 次,早餐时顿服,连续用药 3 周。以后根据临床反应增减剂量,每次增减 10 mg,间隔不得少于 1 周。最大推荐剂量为 1 天 50 mg(治疗强迫症可60 mg)。老年人或肝、肾功能不全者可从 1 天 10 mg 开始,1 天最高用量不超过40 mg。对于肌酐清除率＜30 mL/min 的患者,推荐剂量为 1 天 20 mg。

(4)注意事项:①对本品过敏者禁用。孕妇和哺乳期妇女不宜使用。有癫痫或躁狂病史、闭角型青光眼、有出血倾向、有自杀倾向者或严重抑郁状态病史者慎用。肝、肾功能不全者仍可安全使用,但应降低剂量。②不良反应轻微而短暂,常见的有轻度口干、恶心、畏食、便秘、头痛、震颤、乏力、失眠和性功能障碍。偶见神经性水肿、荨麻疹、直立性低血压。罕见锥体外系反应的报道。③服用本品前后 2 周内不能使用单胺氧化酶抑制类药。④一次性给药后可出现轻微的心率减慢、血压波动,一般无临床意义,但对有心血管疾病或新发现有心肌梗死者应注意其反应。⑤本品服用 1～3 周后方可显效,用药时间足够长才可巩固疗效。抑郁症、强迫症、惊恐障碍的维持治疗期均较长。⑥有报道迅速停药可引起停药综合征,表现为睡眠障碍、激惹或焦虑、恶心、出汗、意识模糊。为避免停药反应,推荐撤药方案如下:根据患者耐受情况,如果能够耐受,以每周10 mg的速度减量,至 1 天 20 mg 的剂量应维持口服 1 周再停药;如果不能耐受可降低所减剂量,如患者反应强烈,则可考虑恢复原剂量。停药后,药物的作用还可持续 5 周,故仍需继续监测服药期间的所有反应。⑦与食物、水同服可避免胃部刺激。患者由抑郁症转为躁狂症时应中断用药,必要时给予镇静药。⑧用药期间不宜驾驶车辆或从事机械操作、高空作业。⑨用药前后及用药时应当检查或监测肝肾功能、血压、脉搏、血常规、心电图。⑩过量时可出现恶心、呕吐、震颤、瞳孔散大、口干、烦躁、出汗和嗜睡。无特殊解救药,可按其他抗抑郁药过量中毒的解救方法处理。

(5)药物相互作用:参见氟西汀。

(四)非典型抗抑郁药

非典型抗抑郁药包括一、二、三、四环结构的化合物,有的(如阿莫沙平)虽属三环结构,但中央杂环结构与三环类抗抑郁药有明显的不同。非典型抗抑郁药的作用机制比较复杂,大部分也是通过影响单胺神经递质的再摄取或代谢过程发挥抗抑郁作用。

(五)新型抗抑郁药

如阿戈美拉汀,是一种褪黑素受体激动剂和 5-HT$_{2c}$ 受体拮抗剂。动物研究结果显示,本品能校正昼夜节律紊乱动物模型的昼夜节律,使节律得以重建,在多种抑郁症动物模型中显示出抗抑郁作用;能特异性地增加前额皮质去甲肾上腺素和多巴胺的释放,细胞外 5-羟色胺水平未见明显影响。对单胺再摄取无明显影响,对 α、β 肾上腺素受体、组胺受体、胆碱能受体、多巴胺受体以及苯二氮䓬类受体无明显亲和力;人体研究中,本品对睡眠具有正向的时相调整作用,诱导睡眠时相提前,降低体温,引发类褪黑素作用。口服 1～2 小时达血药峰浓度,高剂量时,首过效应达到饱和。进食(标准饮食或高脂饮食)不影响生物利用度或吸收率。主要经细胞色素 P450 1A2(CYPIA2)(90%)和 CYP2C9/19(10%)代谢,与这些酶有相互作用的药物可能会降低或提高本品的生物利用度。用于治疗成人抑郁症。对老年(≥65 岁)患者的疗效尚未得到明确证实。

四、抗焦虑药

焦虑症又称为焦虑性神经症,其病因及发病机制目前尚不明确。在研究参与焦虑形成和发展的机制中发现,边缘系统中的下丘脑、杏仁核、海马是主要的焦虑、恐惧产生的解剖部位。与上述部位有纤维联系的蓝斑核、额叶皮质等功能结构的改变,会引起焦虑及恐惧的产生。脑内兴奋性和抑制性神经递质的失衡也是疾病发生的可能机制之一。目前临床治疗焦虑症的药物主要包括。

(一)苯二氮䓬类

苯二氮䓬(BDZ)类药在临床治疗焦虑症属于一线主要药物,它们对海马和杏仁核具有高度的选择作用,针对上述部位的 BDZ 受体,加强 GABA 能神经传递所起的抑制作用,从而增强杏仁核、下丘脑腹中部核皮质运动区引起的海马神经元抑制性放电活动,达到抗焦虑的作用。常用的 BDZ 类药物一般均有效,但以强效-中效类为佳,比如阿普唑仑、地西泮、劳拉西泮、艾司唑仑、氯硝西泮、奥沙西泮、氟西泮、溴西泮等。但是,现有的 BDZ 类抗焦虑药还是有严重缺点的,可导致困倦、易激、头晕,最为突出的是发生依赖性和耐受性,尤其在长期大剂量使用以及突然停药时都会产生不良反应。

(二)其他抗焦虑药

丁螺环酮等药。

五、精神兴奋药

(一)哌甲酯

哌甲酯为精神兴奋药,通过拮抗中枢神经系统内 DA 转运体,起到抑制 DA 再摄取的作用。能提高精神活动,促使思路敏捷、精神振作,可对抗抑郁症。作用比苯丙胺弱,不良反应亦较少。并可制止小儿好动,使小儿安静、注意力集中。呼吸兴奋作用及拟交感作用弱。长期用药可产生依赖性。口服易吸收,存在首过效应,1 次服药作用可维持 4 小时左右,控释剂能使达峰时间延迟至 6~8 小时。用于:①消除催眠药引起的嗜睡、倦怠及呼吸抑制。②治疗儿童多动综合征、脑功能失调。③治疗抑郁症、痴呆、创伤性脑损伤等(国外报道)。

对本品过敏、青光眼、严重焦虑、激动或过度兴奋禁用。癫痫、高血压、有药物或乙醇滥用史和成瘾史及精神病患者(处于兴奋性症状期间)慎用。

(二)苯丙胺

作用与麻黄碱相似,但对中枢的兴奋作用较强。主要作用于大脑皮质和网状激活系统,使之保持机灵警觉状态。亦可作用于外周,能使支气管平滑肌松弛,通过刺激化学感受器反射性地兴奋呼吸,同时使血压微升。本品可以增加神经元兴奋性,降低痫性发作阈值。口服易为胃肠道吸收,经肝代谢,随酸性尿排出,而碱性尿排出较缓慢。$t_{1/2}$ 为 10~12 小时。由于本品成瘾性强,长期使用产生依赖性、耐受性,我国按一类精神药品管理。主要用于:①各种精神抑制状态、发作性睡病、老年性沉思抑郁、不适用时,以及中枢神经抑制药中毒等。②雾化吸入可缓解鼻炎的阻塞症状。

第六节　中枢兴奋药

中枢兴奋药系指能选择性地兴奋中枢神经系统,从而提高其功能活动的一类药,当中枢神经处于抑制状态或功能低下、紊乱时使用此类药物。中枢兴奋药与抢救危重症密切相关。这类药物主要作用于大脑皮质、延髓和脊髓,具有一定程度的选择性。主要包括苏醒药、精神兴奋药(如哌甲酯、苯丙胺、托莫西汀、莫达非尼、匹莫林等也都具有中枢神经兴奋作用,详见本章第四节精神药物)及大脑复健药(γ-氨基丁酸)等。苏醒药常用的有尼可刹米、二甲弗林、洛贝林、戊四氮、乙胺硫脲、细胞色素C等,用于治疗疾病或药物引起的呼吸衰竭及中枢抑制。

一、主要兴奋大脑皮质的药物

(一)咖啡因

1.别名

咖啡碱,无水咖啡因,甲基可可碱。

2.作用与应用

本品中枢兴奋作用较弱。小剂量咖啡因增强大脑皮质兴奋过程,振奋精神,减轻疲劳,改善思维;较大剂量可直接兴奋延髓呼吸中枢及血管运动中枢,当其处于抑制状态时,作用更为明显。此外,还有弱利尿作用(增加肾小球的血流量,减少肾小管的重吸收)。口服后容易吸收,峰浓度及血药浓度随用量而异。用于以下情况。

(1)解救因急性感染中毒,催眠药、麻醉药、镇痛药中毒引起的呼吸及循环衰竭。

(2)与溴化物合用治疗神经官能症,使大脑皮质的兴奋、抑制过程恢复平衡。

(3)与阿司匹林、对乙酰氨基酚组成复方制剂治疗一般性头痛;与麦角胺合用治疗偏头痛。

(4)小儿多动症(注意力缺陷综合征)。

(5)防治未成熟新生儿呼吸暂停或阵发性呼吸困难。

3.用法与用量

(1)皮下或肌内注射:安钠咖注射液解救中枢抑制,成人1次1～2 mL,1天2～4 mL;极量1次3 mL,1天12 mL。小儿1次8 mg/kg,必要时可每4小时重复1次。

(2)口服:安钠咖片治疗中枢性呼吸及循环衰竭,1次1片,1天4次,餐后服;极量1次2片(咖啡因0.3 g),1天10片(咖啡因1.5 g)。麦角胺咖啡因片用于偏头痛,1次1～2片,1天总量不超过6片。调节大脑皮质活动,口服咖溴合剂,1次10～15 mL,1天3次,餐后服。

4.注意事项

(1)胃溃疡患者禁用。孕妇慎用(动物实验表明本品可引起仔鼠先天性缺损,骨骼发育迟缓)。

(2)偶有过量服用可致恶心、头痛或失眠,长期过多服用可出现头痛、紧张、激动、焦虑,甚至耐受性。过量的表现为烦躁、恐惧、耳鸣、视物不清、肌颤、心率增快及期前收缩。

(3)咖啡因的成人致死量一般为10 g,有死于肝性脑病的报道。

(4)乳婴儿高热宜选用不含咖啡因的复方制剂。

(5)用药过量时宜静脉滴注葡萄糖氯化钠注射液,同时静脉注射20%甘露醇注射液,以加快药物排泄;烦躁不安或惊厥时可用短效巴比妥类药进行控制,同时给予相应的对症治疗和支持疗法。

5.药物相互作用

(1)异烟肼和甲丙氨酯能提高本品的组织浓度达55%,使作用增强。

(2)口服避孕药可减慢本品的清除率。

(二)甲氯芬酯

1.别名

氯酯醒,遗尿丁,特维知。

2.作用与应用

本品是一种中枢兴奋药,对于抑制状态的中枢神经系统有明显的兴奋作用。主要作用于大脑皮质,能促进脑细胞的氧化还原代谢,增加对糖的利用,并能调节细胞代谢。用于:①颅脑外伤性昏迷、新生儿缺氧症及其他原因所致的意识障碍。②乙醇中毒及某些中枢和周围神经症状。③老年性精神病、儿童遗尿症等。

3.用法与用量

(1)口服：1次0.1～0.3 g,1天3次,1天最大剂量可达1.5 g；儿童1次0.1 g, 1天3次。

(2)肌内注射：1次0.25 g,1天1～3次；儿童1次0.06～0.1 g,1天2次。

(3)静脉滴注：1次0.25 g,溶于5％葡萄糖注射液250～500 mL中滴注,1天 1～3次。儿童静脉滴注剂量同肌内注射。新生儿可注入脐静脉。新生儿缺氧 症,1次0.06 g,每2小时1次。

4.注意事项

(1)对本品过敏、长期失眠、易激动或精神过度兴奋、锥体外系疾病、有明显 炎症患者禁用。高血压患者慎用。

(2)可见胃部不适、兴奋、失眠、倦怠、头痛等；发生中毒的症状是焦虑不安、 活动增多、共济失调、惊厥、心悸、心率加快、血压升高等。

(3)本品水溶液易水解,注射液应在肌内注射或静脉滴注前现配现用。

二、主要兴奋延髓呼吸中枢的药物(呼吸兴奋药)

代表药物为尼可刹米。

(一)别名

可拉明,二乙烟酰胺,烟酸乙胺,烟酸二乙胺,尼可拉明。

(二)作用与应用

本品选择性地直接兴奋延髓呼吸中枢,也可通过作用于颈动脉体和主动脉 体化学感受器反射性地兴奋呼吸中枢,提高呼吸中枢对二氧化碳的敏感性,使呼 吸加深、加快。对血管运动中枢有微弱的兴奋作用。对阿片类药物中毒的解救 效力较戊四氮好,对吸入性麻醉药中毒次之,对巴比妥类药物中毒的解救不如印 防己毒素及戊四氮。作用时间短暂,一次静脉注射仅可维持作用5～10分钟。 本品对呼吸肌麻痹者无效。用于中枢性呼吸及循环衰竭、麻醉药及其他中枢抑 制药中毒。

(三)用法与用量

皮下注射、肌内注射或静脉注射：1次0.25～0.5 g,必要时每1～2小时重复 用药。极量1次1.25 g。儿童1次10～15 mg/kg,必要时每30分钟可重复1次； 或4～7岁1次175 mg,1岁1次125 mg,6月龄以下婴儿1次75 mg。

(四)注意事项

(1)抽搐及惊厥患者、小儿高热而无中枢性呼吸衰竭时禁用。急性卟啉症者慎用。本品对呼吸肌麻痹者无效。

(2)用药时须配合人工呼吸和给氧措施。

(3)不良反应少见。大剂量可致血压升高、心悸、出汗、呕吐、震颤及肌僵直,应及时停药以防惊厥,给予对症和支持治疗,静脉滴注 10% 葡萄糖注射液,促进药物排泄;如出现惊厥,应及时静脉注射苯二氮䓬类药或小剂量硫喷妥钠。

(五)药物相互作用

(1)与其他中枢兴奋药合用可引起惊厥。

(2)与鞣酸、有机碱的盐类及各种金属盐类配伍均可能产生沉淀;遇碱类物质加热可水解,并脱去乙二胺基生成烟酸盐。

三、主要兴奋脊髓的药物

代表药物为士的宁。

(一)别名

番木鳖碱,士的年。

(二)作用与应用

本品对脊髓有选择性兴奋作用,可提高骨骼肌的紧张度,对大脑皮质、呼吸和循环中枢也有一定的兴奋作用。用于以下情况。

(1)巴比妥类药物中毒,效果不及贝美格且不安全。

(2)偏瘫、瘫痪及因注射链霉素引起的骨骼肌松弛、弱视症等。因安全范围小,过量易产生惊厥,现已少用。

(三)用法与用量

1.皮下注射

1 次 1~3 mg,极量 1 次 5 mg。

2.口服

1 次 1~3 mg,1 天 3 次。对抗链霉素引起的骨骼肌松弛,1 次 1 mg,1 天 1 次。

(四)注意事项

(1)癫痫、吗啡中毒、高血压、动脉硬化、肝肾功能不全、破伤风、突眼性甲状腺肿患者、孕妇及哺乳期妇女禁用。

(2)过量时有腹部或胃部不适、惊厥、呼吸麻痹。

(3)本品排泄缓慢,有蓄积作用,故使用时间不宜过长。

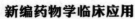

（4）如出现惊厥，可立即静脉注射戊巴比妥钠 0.3～0.4 g 以对抗，或用较大量的水合氯醛灌肠。如呼吸麻痹，须人工呼吸。

（5）口服本品中毒时，待惊厥控制后，以 0.1％高锰酸钾溶液洗胃。

四、其他

如他替瑞林，为合成的促甲状腺素释放激素（TRH）类似物。本品经由脑 TRH 受体对中枢神经系统（CNS）产生强而持久的多重作用。本品对 CNS 的兴奋作用比 TRH 强 10～100 倍，作用持续时间比 TRH 长约 8 倍。本品对 TRH 受体的亲和力约为 TRH 的 1/11，因而本品的内分泌作用比 TRH 弱，但本品在体内比 TRH 稳定。另外，本品对促甲状腺素（TSH）释放的作用为 TRH 的 1/11～1/6。TSH 释放是由一个包括甲状腺素的强负反馈系统调节的，该负反馈系统也会抑制本品潜在的内分泌作用。

第三章　呼吸系统药物

第一节　抗感冒药

感冒是由多种病毒感染引起的一种常见的急性呼吸系统疾病,具有多发性、传染性、季节性等特点,临床表现以鼻塞、咳嗽、头痛、恶寒、发热、全身不适为主要特征。全年均可发病,尤以春季多见。

抗感冒药物泛指用于治疗感冒的各种药物,剂型、种类繁多,目前市场上销售的抗感冒药物大多是对症治疗。感冒初期由于病毒的侵入,鼻黏膜腺体分泌亢进,血管通透性增加,出现打喷嚏、流鼻涕现象,此时可根据症状选用抗组胺药物如苯海拉明、氯苯那敏、异丙嗪等。感冒发作期可出现发热、头痛、肌肉痛等症状,可用解热镇痛药如阿司匹林、对乙酰氨基酚、双氯芬酸、贝诺酯等缓解,如症状不能控制可加服抗病毒药物或抗感冒中成药。

一、解热镇痛抗炎药

解热镇痛抗炎药是一类具有解热镇痛,而且大多数还有抗炎、抗风湿作用的药物,在化学结构上与肾上腺皮质激素不同,又称为非甾体抗炎药(NSAIDs)。在抗感冒药物中,这类药物针对的主要是感冒中的发热症状,兼有止痛和减轻炎症反应的作用,其中以阿司匹林、对乙酰氨基酚、双氯芬酸等的解热作用较好,对乙酰氨基酚没有减少炎症反应的作用。

(一)应用原则与注意事项

1.应用原则

(1)用药时限:此类药物用于解热一般限定服用3天,用于止痛限定服用5天,如症状未缓解或消失应及时向医师咨询,不得长期服用。

（2）使用一种解热镇痛药时避免同时服用其他含有解热镇痛药成分的药品，以免造成肝损伤等不良反应。

2.注意事项

（1）应用解热镇痛药属于对症治疗，并不能解除疾病的致病原因，由于用药后改变了体温，可掩盖病情，影响疾病的诊断，应引以重视。

（2）该类药物很多都对胃肠道有不良反应，其中阿司匹林对胃肠道的刺激性最大。为避免药品对胃肠道的刺激，应在餐后服药，不宜空腹服药。

（3）关注特殊人群用药：高龄患者、孕妇及哺乳期妇女、肝肾功能不全的患者、血小板减少症患者、有出血倾向的患者以及有上消化道出血和/或穿孔病史的患者应慎用或禁用本类药物。对有特异体质者，使用后可能发生皮疹、血管性水肿和哮喘等反应，应当慎用。患有胃十二指肠溃疡者应当慎用或不用。

（4）应用本类药物时应严格掌握用量，避免滥用，老年人应适当减量，并注意间隔一定的时间（4～6小时），同时在解热时多饮水和及时补充电解质。

（5）本类药物中大多数之间有交叉变态反应。

（6）使用本类药物时不宜饮酒或饮用含有酒精的饮料。

（二）药物特征比较

儿童和青少年在病毒感染时如果使用阿司匹林退热，可能会发生一种罕见但可致死的不良反应（瑞氏综合征，表现为严重的肝损害和脑病），因此为孩子选择退热药请避免阿司匹林，而以选择对乙酰氨基酚为好。呼吸系统疾病常用解热镇痛抗炎药的比较见表3-1。

表 3-1　呼吸系统疾病常用解热镇痛抗炎药的比较

药物	作用和应用			不良反应		
	解热镇痛	抗炎	其他应用	肠道（出血）	过敏	其他
阿司匹林	+++	+++	抑制血小板聚集、抗血栓形成	+++	++	凝血功能障碍、水杨酸反应
对乙酰氨基酚	+++ 缓慢持久	±	感冒发热复方制剂		+	高铁血红蛋白症、肝坏死
吲哚美辛	++++	+++	其他药物不能耐受或疗效不佳的病例、癌性发热	+++	++	中枢神经系统、造血系统
布洛芬	++	+++	风湿性、类风湿关节炎	±		视物模糊、头痛

续表

药物	作用和应用			不良反应		
	解热镇痛	抗炎	其他应用	肠道（出血）	过敏	其他
萘普生	＋＋＋＋	＋　＋ ＋＋	不能耐受阿司匹林、吲哚美辛的病例	＋＋		少而轻

二、减轻鼻黏膜充血药

拟交感神经药被广泛用作普通感冒症状的减轻鼻黏膜充血药，它们通过α肾上腺素能效应选择性地收缩鼻黏膜血管，使局部血流重新分配，减轻鼻窦、鼻黏膜血管充血，解除鼻塞症状，有助于保持咽鼓管和窦口通畅，减轻流涕、打喷嚏等症状。麻黄碱和去氧肾上腺素、羟甲唑啉、萘甲唑啉和赛洛唑啉等拟交感神经药能局部以滴鼻或喷雾形式给药，伪麻黄碱等可以口服。

（一）应用原则与注意事项

1.应用原则

（1）禁使用所有含有盐酸苯丙醇胺（PPA）的药物。

（2）伪麻黄碱属于"兴奋剂类管制品种""易制毒类化学品"，生产、经营和使用按有关规定执行。

（3）局部用药应限制在7天以内。

2.注意事项

（1）关注不良反应：这种药物的不良反应主要表现在心脑血管系统，如头痛、心悸、血压升高等。大剂量可引发期前收缩、心动过速，甚至心室颤动，故患有甲状腺功能亢进、器质性心脏病、高血压、心绞痛者的患者禁用含此成分的抗感冒药。

（2）关注不适宜人群：婴幼儿不宜使用；心血管疾病患者慎用。

（二）伪麻黄碱

1.别称

假麻黄碱，异麻黄碱，伪麻黄素。

2.药理作用

本品通过促进去甲肾上腺素的释放，间接发挥拟交感神经作用；能选择性地收缩上呼吸道毛细血管，消除鼻咽部黏膜充血、肿胀，减轻鼻塞症状，对全身其他脏器的血管无明显的收缩作用,对心率、心律、血压和中枢神经无明显影响。

3.药动学

服药后2~3小时血药浓度达高峰。部分代谢为无活性的代谢产物,55%~75%以原形从尿中排泄。其半衰期随尿液pH的改变而异。

4.适应证

用于减轻感冒、鼻炎(包括过敏性鼻炎)及鼻窦炎引起的鼻充血症状。

5.用法与用量

口服,成人一次0.12 g,一天2次。

6.不良反应

有较轻的兴奋作用、失眠、头痛。

7.禁忌证

严重的高血压、冠心病、服用单胺氧化酶抑制剂及对盐酸伪麻黄碱敏感或不能耐受的患者禁用。

8.药物相互作用

(1)本品可加强肾上腺素的作用,如用本品后需用肾上腺素,则应减量。

(2)本品可增加糖皮质激素的代谢。

(3)与洋地黄合用可致心律失常。

(4)与多沙普仑合用,两者的加压作用均增强。

9.注意事项

避免与其他拟交感神经药和减轻鼻黏膜充血药同时使用。

10.特殊人群用药

孕妇、哺乳期妇女、老年患者慎用。

(三)药物特征比较

口服和局部用药在药效上无明显差异,但局部用药可能会有充血症状反弹的情况,特别是长时间应用后,而口服给药没有反弹情况出现,但更有可能出现全身性的不良反应,并且在药物相互作用方面有更高的风险。

三、抗组胺药

本节所指的抗组胺药是指能选择性地阻断组胺H_1受体、拮抗组胺的作用而产生抗组胺效应的一类药物,主要用于治疗过敏性鼻炎、过敏性结膜炎及过敏性皮肤病等。按其化学结构可分为烃胺类、乙醇胺类、乙二胺类、吩噻嗪类、哌嗪类及其他类。

感冒初期感冒病毒刺激机体释放出组胺,造成流涕、咳嗽和痰多等症状,所以常用的感冒药中多含有抗组胺成分,如氯苯那敏、苯海拉明、氯雷他定和西替利嗪等。本类药物通过阻断组胺受体抑制小血管扩张,降低血管通透性,有助于消除或减轻普通感冒患者的打喷嚏和流涕等症状。

(一)应用原则与注意事项

1.应用原则

(1)根据临床疾病的特点选择用药:变态反应紧急阶段有生命威胁时应首先用生理性拮抗剂,如肾上腺素;重度变态反应可选用高效、速效的第二代抗组胺药,如西替利嗪、咪唑斯汀等;一般,变态反应且非驾驶或高空作业者可选用第一代抗组胺药,如氯苯那敏、异丙嗪等;慢性变态反应可选用高效、长效的抗组胺药,如阿司咪唑、酮替芬、曲尼司特和多塞平等。

(2)抗组胺药治疗慢性过敏性皮肤病宜交替或联合应用,以增强抗过敏效果,如同时应用两种或几种抗组胺应选择不同类者。

(3)白天宜用新型的无嗜睡作用的药物;睡前服用传统的抗组胺药,使夜间睡眠良好。

(4)从抗组胺的不良反应选择用药:不应与红霉素、克拉霉素、交沙霉素和伊曲康唑等多种药物合用,因其降低了抗组胺药的代谢,增加室性心律失常的危险,尤其是出现尖端扭转。

(5)老年人应使无抗胆碱作用的药物,应避免使用苯海拉明、赛庚啶和异丙嗪等,可选用酮替芬、桂利嗪、氯雷他定和咪唑斯汀等。儿童宜使用对中枢系统作用轻、不良反应少和服药方便的糖浆类较好,如可用曲普利啶、氯苯那敏和酮替芬等。

2.注意事项

(1)抗组胺药能减少支气管分泌,继而可能形成黏稠的痰液栓,因此不能治疗排痰性咳嗽。

(2)关注不良反应:抗组胺药的常见不良反应包括中枢抑制作用,传统的抗组胺药可通过血-脑屏障进入中枢,有明显的中枢抑制作用,所以驾驶员、高空作业人员、机械操作者及参赛前的运动员不宜服用本类药物。

(3)应用此类药物剂量不要过大,否则可出现中枢神经系统抑制症状;尽可能避免与复方感冒制剂同时使用,因为许多复方感冒制剂中含有氯苯那敏等抗组胺药。

(4)避免与对中枢神经系统有抑制作用的饮料(如酒)、镇静催眠抗惊厥药

(如地西泮)和抗精神失常药(如氯丙嗪)同用,否则有可能引起头晕、全身乏力、运动失调、视物模糊和复视等中枢神经过度抑制症状,儿童、老年人和体弱者更易发生。

(5)关注药物相互作用:避免与抗胆碱类(如阿托品)、三环类抗抑郁药(如阿米替林)同用,否则可出现口渴、便秘、排尿困难、心动过缓、青光眼症状加重和记忆功能障碍等有不良反应。

(6)关注不适宜人群:患闭角型青光眼、尿潴留、前列腺增生、幽门十二指肠梗阻和癫痫的患者,以及孕妇和哺乳期妇女慎用。新生儿和早产儿对本类药物抗胆碱作用的敏感性较高,不宜使用。

(二)异丙嗪

1.别称

非那根,茶氯酸异丙嗪,茶异丙嗪。

2.药理作用

本品具有抗组胺、止吐、抗晕动症、镇静催眠作用。

3.药动学

本品肌内注射或口服吸收良好,用药后 2~3 小时血药浓度达峰值,肝脏首关代谢显著,生物利用度较低,体内分布广泛,可透过血-脑屏障和胎盘屏障,并可经乳汁分泌。血浆蛋白结合率高(76%~93%),代谢机制多样,主要以代谢物的形式经尿及胆汁缓慢排泄,消除半衰期为 5~14 小时。

4.适应证

(1)抗过敏,适用于各种过敏性症(如哮喘、荨麻疹等)。

(2)用于晕动病,防治晕车、晕船、晕飞机。

(3)用于麻醉和手术前后的辅助治疗,包括镇静、催眠、镇痛、止吐。

(4)用于防治放射病性或药源性恶心、呕吐。

5.用法与用量

(1)口服。①成人:一次 12.5 mg,一天 4 次,餐后及睡前服用,必要时睡前可增至 25 mg。②儿童:常用量为按体重一次 0.125 mg/kg 或按体表面积 3.75 mg/m²,每 4~6 小时 1 次。

(2)肌内注射。

成人:①抗过敏,一次 25 mg,必要时 2~4 小时后重复;严重过敏时可肌内注射 25~50 mg,最高量不得超过 100 mg。在特殊紧急的情况下,可用灭菌注射用水稀释至 0.25%,缓慢静脉注射。②止吐,12.5~25.0 mg,必要时每 4 小时重复 1 次。③镇静催眠,一次 25～50 mg。

小儿:①抗过敏,按体重一次 0.125 mg/kg 或按体表面积 3.75 mg/m²,每 4～6 小时 1 次。②止吐,按体重一次 0.25～0.5 mg/kg 或按体表面积 7.5～15.0 mg/m²,必要时每 4～6 小时重复;或一次 12.5～25.0 mg,必要时每 4～6 小时重复。③镇静催眠,必要时按体重一次 0.5～1.0 mg/kg 或一次 12.5～25.0 mg。④抗眩晕,睡前可按需给予,按体重 0.25～0.5 mg/kg 或按体表面积 7.5～15.0 mg/m²;或一次 6.25～12.50 mg,一天 3 次。

6.不良反应

常见嗜睡、视物模糊或色盲(轻度)、眩晕、口鼻咽干燥、耳鸣、皮疹、胃痛或胃部不适感、反应迟钝(儿童多见)、低血压、恶心或呕吐,甚至出现黄疸。还可增加皮肤光敏性、噩梦、易兴奋、易激动、幻觉、中毒性谵妄,儿童易发生锥体外系反应。少见血压增高、白细胞减少、粒细胞减少症及再生障碍性贫血。

7.禁忌证

对本品过敏者禁用。

8.药物相互作用

(1)与其他中枢神经抑制药(特别是麻醉药、巴比妥类、单胺氧化酶抑制药或三环类抗抑郁药)同用时可相互增强效应,用量要另行调整。

(2)与抗胆碱类药物(特别是阿托品类药)同用时,本药的抗毒蕈碱样效应可增强。

(3)与溴苄胺、异喹胍或胍乙啶等同用时,后者的降压效应增强;与肾上腺素同用时,后者的 α 肾上腺素能作用可被阻断,使 β 肾上腺素能作用占优势。

(4)顺铂、水杨酸制剂、万古霉素、巴龙霉素及其他氨基糖苷类抗生素等具有耳毒性的药物与本药同用时,以上药物的耳毒性症状可被掩盖。

(5)不宜与茶碱及生物碱类药物同时配伍注射。

9.注意事项

(1)对吩噻嗪类药高度过敏者对本品也过敏。

(2)下列情况应慎用:肝功能不全和各类肝脏疾病患者,肾衰竭患者,急性哮喘,膀胱颈部梗阻,骨髓抑制,心血管疾病,昏迷,闭角型青光眼,高血压,胃溃疡,前列腺肥大症状明显者,幽门或十二指肠梗阻,呼吸系统疾病(尤其是儿童服用本品后痰液黏稠,影响排痰,并可抑制咳嗽反射),癫痫患者(注射给药时可增加抽搐的严重程度),黄疸,瑞氏综合征(异丙嗪所致的锥体外系症状易与瑞氏综合征相混淆)。

（3）应用异丙嗪时，应特别注意有无肠梗阻或药物过量、中毒等问题，因其症状体征可被异丙嗪的镇吐作用所掩盖。

10.特殊人群用药

（1）孕妇、哺乳期妇女：孕妇在临产前1～2周应停用此药；哺乳期妇女慎用。

（2）老年人：老年人使用本药后易发生头晕、呆滞、精神错乱和低血压，还可出现锥体外系症状（特别是帕金森病、静坐不能和持续性运动障碍），这种情况在用量过大或胃肠道外给药时更易发生。

（3）儿童：一般的抗组胺药对婴儿特别是新生儿和早产儿有较大的危险性；<3个月的婴儿体内的药物代谢酶不足，不宜应用本品。

（三）苯海拉明

1.别称

苯那君、苯那坐尔、二苯甲氧乙胺和可他敏。

2.药理作用

本品具有抗组胺、中枢抑制、镇咳、抗M胆碱样作用，以及降低毛细血管渗出、消肿、止痒等作用。

3.药动学

本品可口服或注射给药，吸收快而完全。口服的生物利用度为50%，15～60分钟起效，3小时达血药峰浓度，作用可维持4～6小时。本品在体内分布广泛，蛋白结合率高，代谢机制多样，主要经尿以代谢物的形式排出，原形药很少。

4.适应证

（1）急性重症变态反应，可减轻输血或血浆所致的变态反应。

（2）手术后药物引起的恶心、呕吐。

（3）帕金森病和锥体外系症状。

（4）牙科局麻，当患者对常用的局麻药高度过敏时，1%苯海拉明液可作为牙科用局麻药。

（5）其他变态反应病不宜口服用药者。

5.用法与用量

（1）口服：一般1次25～50 mg，一天2～3次，餐后服用。

（2）深部肌内注射：1次20 mg，一天1～2次。

6.不良反应

常见中枢神经抑制作用、共济失调、恶心、呕吐、食欲减退等；少见气急、胸闷、咳嗽、肌张力障碍等；有报道给药后可发生牙关紧闭并伴喉痉挛；偶可引起皮疹、粒细胞减少、贫血及心律失常。

7.禁忌证

对本品过敏或对其他乙醇胺类药物高度过敏者;重症肌无力者;驾驶车船、从事高空作业、机械作业者工作期间禁用。新生儿和早产儿禁用。

8.药物相互作用

(1)本品可短暂影响巴比妥类药和磺胺醋酰钠等的吸收。

(2)和对氨基水杨酸钠同用可降低后者的血药浓度。

(3)可增强中枢神经抑制药的作用。

9.注意事项

(1)肾衰竭时,给药的间隔时间应延长。

(2)本品的镇吐作用可给某些疾病的诊断造成困难。

10.特殊人群用药

(1)孕妇慎用,哺乳期妇女不宜使用。

(2)老年人慎用。

(3)新生儿和早产儿禁用。

(四)氯苯那敏

1.别称

扑尔敏,氯苯吡胺,氯屈米通,马来那敏。

2.药理作用

本药为烃烷基胺类抗组胺药。其特点是抗组胺作用强,用量少,具有中等程度的镇静作用和抗胆碱作用。

3.药动学

可口服或注射给药,口服吸收快而完全,生物利用度为 $25\% \sim 50\%$,血浆蛋白结合率为 72%。口服后 $15 \sim 60$ 分钟起效,肌内注射后 $5 \sim 10$ 分钟起效,消除相半衰期为 $12 \sim 15$ 小时,作用维持 $4 \sim 6$ 小时。主要经肝脏代谢,其代谢物经尿液、粪便及汗液排泄。本品亦可随乳汁分泌。

4.适应证

(1)皮肤过敏症如荨麻疹、湿疹、皮炎、药疹、皮肤瘙痒症、神经性皮炎、虫咬症、日光性皮炎。

(2)过敏性鼻炎。

(3)药物和食物过敏。

5.用法与用量

(1)口服:成人一次 4 mg,一天 3 次。

(2)肌内注射:一次 5～20 mg,一天 1～2 次。

6.不良反应

主要有嗜睡、口渴、多尿、咽喉痛、困倦、虚弱感、心悸、皮肤瘀斑、出血倾向。

7.禁忌证

对本品过敏者,高空作业者、车辆驾驶人员、机械操作人员工作时间禁用。

8.药物相互作用

(1)同时饮酒或服用中枢神经抑制药可使抗组胺药的药效增强。

(2)本品可增强金刚烷胺、抗胆碱药、氟哌啶醇、吩噻嗪类以及拟交感神经药等的作用。

(3)奎尼丁和本品同用,其类似于阿托品样的效应加剧。

(4)本品和三环类抗抑郁药物同用时可使后者增效。

9.注意事项

(1)注射剂有刺激性,静脉注射过快可致低血压或中枢神经兴奋。

(2)不宜与氨茶碱混合滴注。

10.特殊人群用药

(1)孕妇、哺乳期妇女慎用。

(2)老年人较敏感,应适当减量。

(3)新生儿、早产儿不宜使用。

(五)阿司咪唑

1.别称

息斯敏、阿司唑、安敏、吡氯苄氧胺和苄苯哌咪唑。

2.药理作用

本品为长效的 H_1 受体阻滞剂,作用强而持久,每天服用 1 次即可抑制变态反应症状24 小时,无中枢镇静作用及抗毒蕈碱样胆碱作用。

3.药动学

口服吸收迅速,1 小时左右达血药浓度峰值,血浆蛋白结合率为 97%,不易通过血-脑屏障。大部分在肝中经 CYP450 酶系统代谢,代谢产物去甲基阿司咪唑仍具有抗组胺活性。本品及代谢产物均具有肝肠循环。本品及其代谢产物均自尿排出,但原形药物极少。本品及代谢产物的半衰期长达 19 天,故达到稳态血药浓度需 4～8 周。

4.适应证

治疗常年性和季节性过敏鼻炎、过敏性结膜炎、慢性荨麻疹和其他过敏性反应症状。

5.用法与用量

(1)成人:口服,1 次 3～6 mg,一天 1 次,于空腹时服。一天内最多用至 10 mg。

(2)儿童:口服,6 岁以下按 0.2 mg/kg,6～12 岁每天 5 mg,12 岁以上剂量同成人。

6.不良反应

(1)偶有嗜睡、眩晕和口干等现象。长期服用可增加食欲而使体重增加。

(2)服用过量可引起心律失常。

7.禁忌证

对本品过敏者禁用。

8.药物相互作用

(1)本品不能与抑制肝脏代谢酶的药物合用,如抗真菌药氟康唑、伊曲康唑、酮康唑和咪康唑,大环内酯类抗生素克拉霉素、红霉素,以及特非那定、5-羟色胺再摄取抑制药和 HIV 蛋白酶抑制药等,以免引发严重的室性心律失常。

(2)避免与其他可能导致心律失常的药物合用,如抗心律失常药、三环类抗抑郁药、抗疟药卤泛群、奎宁、抗精神病药、西沙必利和索他洛尔等。

(3)与利尿药合用时,应注意电解质失衡引起的低血钾。

9.注意事项

(1)应避免与影响肝脏代谢酶,易致电解质紊乱如低血钾的药物合用。

(2)因阿司咪唑广泛地经肝脏代谢,患有显著的肝功能障碍的患者应尽量避免服用。

(3)服用过量可引起严重的心律失常,本品给药不宜超过推荐剂量。药用炭可有效地减少本品在胃肠道的吸收,中毒后应尽快服用,也可催吐或洗胃,血液透析不能增加本品的清除。

(4)应在饭前 1～2 小时或饭后 2 小时服用。

10.特殊人群用药

(1)孕妇、哺乳期妇女慎用。

(2)老年患者用量酌减。

（六）依巴斯汀

1.别称

开思亭,苏迪。

2.药理作用

本药为哌啶类长效非镇静性第二代组胺 H_1 受体阻滞剂,能抑制组胺释放,对中枢神经系统的 H_1 受体拮抗作用和抗胆碱作用弱。

3.药动学

口服吸收较完全,极难通过血-脑屏障,大部分在肝脏代谢为活性代谢产物卡瑞斯汀,2.6～4.0 小时体内达峰值。依巴斯汀和卡瑞斯汀有较高的血浆蛋白结合率(＞95％),卡瑞斯汀的半衰期长达 15～19 小时,66％以结合的代谢产物由尿排出。

4.适应证

荨麻疹、过敏性鼻炎、湿疹、皮炎、皮肤瘙痒症等。

5.用法与用量

(1)成人:口服,一次 10 mg,一天 1 次。

(2)儿童:口服,2～5 岁一次 2.5 mg,一天 1 次;6～11 岁一次,5 mg,一天 1 次。

6.不良反应

有时困倦,偶见头痛、头晕、口干、胃部不适、嗜酸性粒细胞增多、ALT 及 ALP 升高。罕见皮疹、水肿、心动过速。

7.禁忌证

对本品及其辅料过敏者禁用。

8.药物相互作用

(1)与具有 CYP450 肝药酶抑制作用的抗真菌药如酮康唑、伊曲康唑、氟康唑、咪康唑合用时应慎重。

(2)大环内酯类抗生素如红霉素等可使本品代谢物卡巴斯汀的血药浓度升高 1～2 倍。

(3)与丙卡巴肼、氟哌利多等合用时应注意中枢抑制和心脏毒性的发生。

9.注意事项

(1)对其他 H_1 受体阻滞剂有不良反应者慎用。

(2)已确定有心电图 Q-T 间期延长或心律失常患者慎用。

(3)哮喘和上呼吸道感染患者慎用。

(4)驾驶或操纵机器期间慎用。

(5)肝、肾功能不全者慎用。

10.特殊人群用药

(1)孕妇慎用,哺乳期妇女用药期间应暂停哺乳。

(2)适用于 2 岁以上的儿童,对 2 岁以下儿童用药的安全性有待于进一步验证。

(3)老年患者通常生理功能减退,应注意减小剂量,以 1 天 1 次,1 次 5 mg 开始服药。

(七)氯雷他定

1.药品名称

开瑞坦、克敏能、华畅、百为哈和百为坦。

2.药理作用

本药为哌啶类抗组胺药,具有选择性的拮抗外周组胺 H_1 受体的作用,其抗组胺作用起效快、效强、持久。本品无镇静作用,无抗毒蕈碱样胆碱作用,对乙醇无强化作用。

3.药动学

口服吸收迅速、良好,血药浓度达峰时间(t_{max})为 1.5 小时,与血浆蛋白的结合率为 98%。大部分在肝中被代谢,代谢产物去羧乙氧基氯雷他定仍具有抗组胺活性。本品及其代谢物均自尿和粪便排出,半衰期约为 20 小时。

4.适应证

用于过敏性鼻炎、急性或慢性荨麻疹、过敏性结膜炎、花粉症及其他过敏性皮肤病。

5.用法与用量

(1)成人及>12 岁的儿童:口服,1 次 10 mg,一天 1 次。

(2)2~12 岁儿童:口服,体重>30 kg 者 1 次 10 mg,一天 1 次;体重≤30 kg 者 1 次 5 mg,一天 1 次。

6.不良反应

常见的不良反应有乏力、头痛、嗜睡、口干、胃肠道不适(包括恶心、胃炎)以及皮疹等;偶见健忘及晨起面部、肢端水肿;罕见的不良反应有视物模糊、血压降低或升高、晕厥、癫痫发作、乳房肿大、脱发、变态反应、肝功能异常、心动过速、心悸、运动功能亢进、黄疸、肝炎、肝坏死和多形红斑等。

7.禁忌证

具有变态反应或特异体质的患者禁用。

8.药物相互作用

（1）大环内酯类抗生素、抗真菌药酮康唑等可减缓本品的代谢,增加本品的血药浓度,有可能导致不良反应增加。

（2）与其他中枢抑制药、三环类抗抑郁药合用或饮酒可引起严重嗜睡。

（3）单胺氧化酶抑制药可增加本品的不良反应。

9.注意事项

（1）对肝功能不全者,消除半衰期有所延长,可按 1 次 10 mg,隔天 1 次服用。肾功能不全者慎用。

（2）本品对心脏功能无影响,但偶有心律失常报道,有心律失常病史者应慎用。

（3）抗组胺药能清除或减轻皮肤对所有变应原的阳性反应,因此在做皮试前约 48 小时应停止使用氯雷他定。

10.特殊人群用药

（1）孕妇、哺乳期妇女慎用。

（2）2 岁以下儿童服用本药的安全性及疗效尚未确定。

(八)药物特征比较

1.药理作用比较

该类药物中大部分具有抗外周组胺 H_1 受体、镇静、抗乙酰胆碱、局部麻醉和奎尼丁样作用,但因结构、剂型不同,药理作用也不尽相同。详见表 3-2。

表 3-2 常用的 H_1 受体阻滞剂的作用特点比较

药物	抗组胺	镇静催眠	抗晕动止吐	抗胆碱	作用持续时间
苯海拉明	++	+++	++	+++	4～6 小时
异丙嗪	++	+++	++	+++	6～12 小时
氯苯那敏	+++	—	—	++	4～6 小时
西替利嗪	+++	—	—	—	7～10 小时
左卡巴斯汀	+++	—	—	—	12 小时
阿司咪唑	+++	—	—	—	10 天
特非那定	+++	—	—	—	12～24 小时
依巴斯汀	+++	—	—	—	24 小时

注:强+++;中++;弱+;无—。

2.主要不良反应比较

(1)苯海拉明:常见中枢神经抑制作用、共济失调;少见气急、胸闷;偶可引起皮疹、粒细胞减少、贫血;常见恶心、呕吐、食欲缺乏。

(2)氯苯那敏:嗜睡、困倦、虚弱感;心悸;出血倾向;口渴、多尿。

(3)阿司咪唑:嗜睡、眩晕;超量服用本品可能发生 Q-T 间期延长或室性心律失常;口干,偶见体重增加。

(4)咪唑斯汀:偶见困意和乏力;与某些抗组胺药物合用时,曾观察到 Q-T 间期延长的现象;偶见食欲增加并伴有体重增加。

(5)依巴斯汀:有时困倦,偶见头痛、头晕;罕见心动过速;嗜酸性粒细胞增多;口干、胃部不适、谷丙转氨酶及碱性磷酸酶升高。

(6)氯雷他定:常见乏力、头痛、嗜睡;罕见心动过速及心悸;常见口干、恶心、胃炎,罕见肝功能异常;常见皮疹,罕见脱发、变态反应。

(7)非索非那定:常见头痛、嗜睡、头昏、疲倦;常见恶心。

(8)左西替利嗪:头痛、嗜睡、口干、疲倦、衰弱;腹痛。

第二节　平　喘　药

平喘药是指能通过不同的作用机制缓解支气管平滑肌痉挛,使其松弛和扩张,进而缓解气急、呼吸困难等症状的药物。临床常用的平喘药按作用方式可分为支气管扩张药、抗炎平喘药和抗过敏平喘药,其中支气管扩张药包括茶碱类、β₂受体激动药和吸入性抗胆碱药。

一、茶碱类药物

茶碱类药物为甲基黄嘌呤类的衍生物,是临床常用的平喘药,具有强心、利尿、扩张冠状动脉、松弛支气管平滑肌和兴奋中枢神经系统等作用,主要用于治疗支气管哮喘、慢性阻塞性肺疾病、肺气肿和心脏性呼吸困难等疾病。茶碱类的应用因其有不良反应曾一度受到冷落,但近年来研究表明小剂量的茶碱仍能起到平喘作用,并且兼有一定程度的抗炎作用,所以临床应用又趋广泛。

迄今为止已知的茶碱类药物及其衍生物有 300 多种,基本上是对茶碱进行成盐或结构修饰,以提高茶碱的水溶性、生物利用度与降低不良反应。临床上较为常用的品种有茶碱、氨茶碱、二羟丙茶碱和多索茶碱等。

(一)应用原则与注意事项

1.应用原则

(1)用药剂量个体化:茶碱类药物于肝内代谢,影响因素较多,血药浓度的个体差异大,因此应根据患者情况制订个体化给药方案,必要时监测血药浓度,根据血药浓度调整给药剂量。老年患者以及酒精中毒、充血性心力衰竭和肝肾功能不全等患者的茶碱清除率低,给药剂量应减少。吸烟者本类药物的代谢加快,应较常规用量大。

(2)血浆药物浓度监测:茶碱类药物的治疗窗较窄,中毒剂量与治疗剂量较为接近,为避免药物不良反应,接受茶碱类药物治疗的患者有条件时均应测定血药浓度(therapeutic drug monitoring,TDM),以保证给药的安全性和有效性。

2.注意事项

(1)控制静脉给药速度:此类药品应避免静脉注射过快,因为当茶碱的血药浓度高于20 $\mu g/mL$ 时可出现毒性反应,表现为心律失常、心率增快、肌肉颤动或癫痫。

(2)关注不适宜人群:茶碱类药物禁忌于对该类药物及其衍生物过敏者;活动性消化性溃疡、未经控制的惊厥性疾病患者;急性心肌梗死伴血压下降者;未治愈的潜在癫痫患者。多索茶碱哺乳期妇女禁用,孕妇慎用。

(3)注意药物相互作用:茶碱类药 90%在肝内被细胞色素 P450 酶系统代谢,为 CYP1A2 代谢酶的底物,当与该酶的抑制剂或诱导剂同时使用时影响药物疗效,增加药物不良反应。

(二)氨茶碱

1.别称
阿咪康、安释定、茶碱乙烯双胺和茶碱乙二胺盐。

2.药理作用
本药为茶碱与乙二胺的复盐,药理作用主要来自茶碱。

(1)松弛支气管平滑肌,也能松弛肠道、胆道等多种平滑肌。对支气管黏膜的充血、水肿也有缓解作用。

(2)增加心排血量,扩张入球和出球肾小动脉,增加肾小球滤过率和肾血流量,抑制肾小管重吸收钠和氯离子。

(3)增加骨骼肌的收缩力,茶碱加重缺氧时的通气功能不全被认为是过度增加膈肌的收缩而致膈肌疲劳的结果。

3.药动学

口服吸收完全,其生物利用度为96%,用药后1~3小时血药浓度达峰值,有效血药浓度为10~20 μg/mL。血浆蛋白结合率约为60%,V_d为(0.50±0.16)L/kg。80%~90%的药物在体内被肝脏的混合功能氧化酶代谢,本品的大部分代谢物及约10%原形药均经肾脏排出,正常人体内的半衰期(半衰期)为(9.0±2.1)小时。

4.适应证

本品用于治疗支气管哮喘、喘息性支气管炎、慢性阻塞性肺疾病,也可以用于急性心功能不全和心源性哮喘。

5.用法与用量

(1)口服:①成人一次0.1~0.2 g,一天3次;极量为一次0.5 g,一天1 g。②儿童按一天3~5 mg/kg,分2~3次服。

(2)静脉注射:①成人一次0.125~0.25 g,用20~40 mL 50%葡萄糖溶液稀释后缓慢静脉注射,注射时间不得短于10分钟;极量为一次0.5 g,一天1 g。②儿童按一次2~4 mg/kg。

(3)静脉滴注:一次0.25~0.5 g,用葡萄糖注射液250 mL稀释后缓慢滴注。

6.不良反应

恶心、呕吐、易激动、失眠;心动过速、心律失常;发热、嗜睡、惊厥甚至呼吸、心搏骤停致死。

7.禁忌证

对本品过敏的患者、活动性消化道溃疡和未经控制的惊厥性疾病患者禁用。

8.药物相互作用

(1)地尔硫䓬、维拉帕米可干扰茶碱在肝内的代谢,与本品合用增加本品的血药浓度和毒性。

(2)西咪替丁可降低本品的肝清除率,合用时可增加茶碱的血清浓度和/或毒性。

(3)与克林霉素、林可霉素及某些大环内酯类、氟喹诺酮类抗菌药物合用时可降低茶碱的清除率,增高其血药浓度,其中尤以与依诺沙星合用为著。当茶碱与上述药物配伍使用时,应适当减量或监测茶碱的血药浓度。

(4)苯巴比妥、苯妥英、利福平可诱导肝药酶,加快茶碱的肝清除率,使茶碱的血清浓度降低;茶碱也干扰苯妥英的吸收,两者的血药浓度均下降,合用时应调整剂量,并监测血药浓度。

(5)与锂盐合用可使锂的肾排泄增加。影响锂盐的作用。

(6)与美西律合用可降低茶碱的清除率,增加血浆中的茶碱浓度,需调整剂量。

(7)与咖啡因或其他黄嘌呤类药并用可增加其作用和毒性。

9.注意事项

(1)下列情况慎用,如肾功能或肝功能不全的患者、高血压、有非活动性消化道溃疡病史的患者、孕妇及哺乳期妇女、新生儿和老年人。

(2)茶碱制剂可致心律失常和/或使原有的心律失常恶化,患者心率和/或节律的任何改变均应进行监测和研究。

(3)应定期监测血清茶碱浓度,以保证最大疗效而不发生血药浓度过高的危险。

10.特殊人群用药

(1)孕妇、哺乳期妇女尽量避免使用。

(2)老年患者的血浆清除率降低,潜在毒性增加,应慎用,并进行血药浓度监测。

(3)小儿的药物清除率较高,个体差异大,应进行血药浓度监测。

(三)二羟丙茶碱

1.别称

喘定、奥苏芬、甘油茶碱、双羟丙茶碱和新赛林。

2.药理作用

本药的药理作用与氨茶碱相似,其扩张支气管的作用约为氨茶碱的 1/10,心脏兴奋作用仅为氨茶碱的 1/20～1/10,对心脏和神经系统的影响较小。

3.药动学

口服容易吸收,生物利用度为 72%,在体内代谢为茶碱的衍生物。口服 19～28 mg/kg,1 小时后血浆中的浓度为 19.3～36.3 μg/mL。V_d 为 0.8 L/kg,半衰期为 2.0～2.5 小时,以原形随尿排出。

4.适应证

本品用于治疗支气管哮喘、具有喘息症状的支气管炎、慢性阻塞性肺疾病等,以缓解喘息症状,也用于心源性肺水肿引起的喘息,尤适用于不能耐受茶碱的哮喘病例。

5.用法与用量

(1)口服:成人 1 次 0.1～0.2 g,一天 3 次;极量为 1 次 0.5 g。

（2）静脉滴注：1 次 0.25～0.75 g，以 5％或 10％葡萄糖注射液 250～500 mL 稀释后静脉滴注，滴注时间为 1～2 小时。

（3）静脉注射：1 次 0.50～0.75 g，用 25％葡萄糖注射液 20～40 mL 稀释后缓慢注射，注射时间为 15～20 分钟。

6.不良反应

不良反应类似于茶碱。剂量过大时可出现恶心、呕吐、易激动、失眠、心动过速和心律失常，可见发热、脱水和惊厥等症状，严重者甚至呼吸、心搏骤停。

7.禁忌证

同氨茶碱。

8.药物相互作用

（1）与拟交感胺类支气管扩张药合用会产生协同作用。

（2）与苯妥英钠、卡马西平、西咪替丁、咖啡因或其他黄嘌呤类药合用可增加本药的作用和毒性。

（3）克林霉素、林可霉素及某些大环内酯类、喹诺酮类抗菌药物可降低本药在肝脏的清除率，使血药浓度升高，甚至出现毒性反应。

（4）与普萘洛尔合用可降低本药的疗效。

（5）碳酸锂加速本药的清除，使本药的疗效降低；本药也可使锂的肾排泄增加，影响锂盐的作用。

9.注意事项

（1）大剂量可致中枢神经兴奋，预服镇静药可防止。

（2）哮喘急性严重发作的患者不首选本品。

（3）茶碱类药物可致心律失常和/或使原有的心律失常恶化，患者心率和/或心律的任何改变均应密切注意。

10.特殊人群用药

（1）本药可通过胎盘屏障，使胎儿的血清茶碱浓度升高至危险程度，须加以监测，孕妇慎用。可随乳汁排出，哺乳期妇女不宜使用。

（2）55 岁以上的患者慎用。

（3）新生儿用药后本药的血浆清除率可降低，血清浓度增加，应慎用。

（四）多索茶碱

1.别称

安赛玛，达复啉，凯宝川苧，枢维新，新茜平。

2.药理作用

本药对磷酸二酯酶有显著的抑制作用,其松弛支气管平滑肌痉挛的作用较氨茶碱强 10～15 倍,并具有镇咳作用,且作用时间长,无依赖性。本品为非腺苷受体阻滞剂,无类似于茶碱所致的中枢、胃肠道及心血管等肺外系统的不良反应,但大剂量给药仍可引起血压下降等。

3.药动学

口服吸收迅速,生物利用度为 62.6%。本药吸收后广泛分布于各脏器及体液中,以肺组织中含量最高。总蛋白结合率为 48%,在肝内代谢。口服和静脉给药的清除半衰期分别为 7.27 小时和 1.83 小时。

4.适应证

本品用于治疗支气管哮喘、具有喘息症状的支气管炎及其他支气管痉挛引起的呼吸困难。

5.用法与用量

(1)口服。①片剂:一次 200～400 mg,一天 2 次,餐前或餐后 3 小时服用;②胶囊:一次300～400 mg,一天 2 次。

(2)静脉注射:一次 200 mg,每 12 小时 1 次,以 50% 葡萄糖注射液稀释至 40 mL缓慢静脉注射,时间应在 20 分钟以上,5～10 天为 1 个疗程。

(3)静脉滴注:将本药 300 mg 加入 5% 葡萄糖注射液或生理盐水注射液 100 mL中缓慢静脉滴注,滴注时间不少于 30 分钟,一天 1 次,5～10 天为 1 个疗程。

6.不良反应

少见心悸、窦性心动过速、上腹不适、食欲缺乏、恶心、呕吐、兴奋、失眠;如过量服用可出现严重心律失常、阵发性痉挛。

7.禁忌证

凡对本品或黄嘌呤衍生物类药物过敏者、急性心肌梗死患者及哺乳期妇女禁用。

8.药物相互作用

不得与其他黄嘌呤类药物同时使用;与麻黄碱或其他肾上腺素类药物同时使用需慎重。

9.注意事项

(1)下列情况慎用,如肝、肾功能不全,严重的心、肺功能异常者,甲状腺功能亢进症,活动性胃、十二指肠溃疡等症。

（2）本品的剂量要视个体的病情变化选择最佳剂量和用药方法，必要时监测血药浓度。

（3）服药期间不要饮用含咖啡因的饮料或食品。

10.特殊人群用药

（1）孕妇应慎用，哺乳期妇女禁用。

（2）老年患者对本药的清除率可能不同，用药时应监测血药浓度，应慎用。

（五）药物特征比较

1.药理作用比较

茶碱类药物因结构和剂型的不同，其药理作用特征各异，具体药物的药理作用特点详见表3-3。

表 3-3　茶碱类药物的药理作用比较

药理作用	茶碱	氨茶碱	二羟丙茶碱	多索茶碱	甘氨茶碱钠
松弛支气管滑肌	++	+++	++（氨茶碱的1/10）	++++（氨茶碱的10～15倍）	+++
阻断腺苷	++	+	+	－	+
镇咳	－	－	－	+	－
改善呼吸功能	++	++	+	++	++
心脏兴奋、利尿	++	增加尿量、尿钠	心脏兴奋为氨茶碱的1/20～1/10；利尿作用强	尿量轻度增加	++

注：＋代表作用强度；－代表未有相应的药理作用。

2.主要不良反应比较

茶碱类药物口服有一定的胃肠道刺激性；注射剂的碱性强，对血管有刺激性。该类药物的毒性反应常出现在血药浓度高于 $20\ \mu g/mL$ 时，早期多见恶心、呕吐、易激动和失眠等，甚至出现心动过速、心律失常；血药浓度高于 $40\ \mu g/mL$ 时可发生发热、失水和惊厥等症状，严重时甚至呼吸、心搏骤停致死。

（1）茶碱：胃灼热、恶心、呕吐、食欲缺乏和腹胀；心悸、心律失常；头痛、失眠；尿酸值增高。

（2）氨茶碱：恶心、呕吐和胃部不适；可见血性呕吐物或柏油样便；心律失常、心率加快；滴注过快可致一过性低血压；头痛、烦躁、易激动、失眠、肌肉颤动或癫痫。

（3）二羟丙茶碱：口干、恶心、呕吐、上腹疼痛、呕血、腹泻和食欲减退；心悸、心动过速、期前收缩、低血压、面部潮红和室性心律失常等，严重者可出现心力衰竭；头痛、烦躁、易激动、失眠和兴奋过度等，甚至导致阵挛性、全身性的癫痫发作；高血糖；尿蛋白、肉眼或镜下血尿、多尿症状。

（4）多索茶碱：食欲缺乏、恶心、呕吐、上腹部不适或疼痛；少数患者心悸、心动过速、期前收缩和呼吸急促；头痛、失眠和易怒；高血糖；尿蛋白。

（5）甘氨茶碱钠：恶心、呕吐；心动过速、心律失常；易激动、失眠。

二、β₂肾上腺素能受体激动剂

β_2受体激动剂是目前临床应用较广泛的支气管扩张剂，主要通过激动呼吸道的β_2受体，激活腺苷酸环化酶，使细胞内的环磷腺苷（cAMP）含量增加、游离Ca^{2+}减少，从而松弛支气管平滑肌，抑制炎性细胞释放变态反应介质，增强纤毛运动与黏液清除，降低血管通透性，而发挥平喘作用。主要用于支气管哮喘、喘息性支气管炎、慢性阻塞性肺疾病所致的支气管痉挛等症。

根据平喘作用起效时间的快慢，β_2受体激动剂可分为速效类和慢效类；按作用维持时间长短，可分为短效类（SABA）和长效类（LABA）。2012年在我国上市的茚达特罗起效快，支气管舒张作用长达24小时。常用的β_2受体激动药按平喘作用的分类见表3-4。

表3-4　常用的β_2受体激动药按平喘作用的分类

起效速度	维持时间	
	短效	长效
速效	沙丁胺醇气雾剂	福莫特罗吸入机
	特布他林气雾剂	
	丙卡特罗气雾剂	
	菲诺特罗气雾剂	
慢效	沙丁胺醇片剂	沙美特罗吸入剂
	特布他林片剂	

（一）应用原则与注意事项

1.应用原则

（1）短效β_2受体激动药用于迅速缓解症状，为按需使用的基本药物；长效β_2受体激动药不宜单药使用，常与吸入性糖皮质激素联合应用治疗需要长期治疗的患者。

（2）口服制剂可用于不能采用吸入途径的患者，常用于儿童和老年人。

（3）本类药物注射给药会影响子宫肌层，也可能影响心脏，妊娠期患者如需大剂量使用 β_2 受体激动药，应采用吸入给药。

（4）应指导患者正确的吸入方法和气雾吸入的注意事项。

2.注意事项

（1）甲状腺功能亢进、心血管疾病、心律失常、心电图 Q-T 间期延长及高血压患者慎用 β_2 受体激动药。

（2）该类药物可引起严重的低钾血症。对于危重型哮喘，因同时应用茶碱和其衍生物、糖皮质激素、利尿药以及低氧均可使低钾血症更明显，因此应监测血钾浓度。

（3）糖尿病患者应用该类药物有酮症酸中毒的危险，需监测血糖。

(二)沙丁胺醇

1.别称

硫酸舒喘灵，阿布叔醇，爱纳乐，爱纳灵，喘宁碟。

2.药理作用

本药为选择性 β_2 受体激动剂，能选择性地激动支气管平滑肌的 β_2 受体，松弛平滑肌；有较强的支气管扩张作用，其支气管扩张作用比异丙肾上腺素强约10倍。

3.药动学

口服的生物利用度为30％，服后15～30分钟生效，2～4小时作用达峰值，持续6小时以上，半衰期为2.7～5.0小时。气雾吸入的生物利用度为10％，吸入后1～5分钟生效，1小时作用达高峰，可持续4～6小时，维持时间亦为同等剂量的异丙肾上腺素的3倍。V_d 为 1 L/kg，大部分在肠壁和肝脏代谢，主要经肾排泄。

4.适应证

用于缓解支气管哮喘或喘息型支气管炎伴有支气管痉挛的病症。

5.用法与用量

（1）气雾剂吸入：①成人缓解症状或运动及接触变应原之前1次100～200 μg；长期治疗的最大剂量为1次200 μg，一天4次；②儿童缓解症状或运动及接触变应原之前10～15分钟给药，1次100～200 μg；长期治疗的最大剂量为一天4次，1次200 μg。

(2)溶液:①成人1次2.5 mg,用氯化钠注射液稀释到2～2.5 mL,由驱动式喷雾器吸入;②12岁以下儿童的最小起始剂量为1次2.5 mg,用氯化钠注射液1.5～2.0 mL稀释后由驱动式喷雾器吸入。主要用来缓解急性发作症状。

(3)口服:成人1次2～4 mg,一天3次。

(4)静脉滴注:1次0.4 mg,用氯化钠注射液100 mg稀释后静脉滴注,每分钟3～20 μg。

6.不良反应

常见肌肉震颤;亦可见恶心、心率加快或心律失常;偶见头晕、头昏、头痛、目眩、口舌发干、烦躁、高血压、失眠、呕吐、面部潮红和低钾血症等。

7.禁忌证

对本品及其他肾上腺素受体激动药过敏者禁用。

8.药物相互作用

(1)与其他肾上腺素受体激动剂或茶碱类药物合用时其支气管扩张作用增强,但不良反应也可能加重。

(2)β受体阻滞剂如普萘洛尔能拮抗本品的支气管扩张作用,故不宜合用。

(3)单胺氧化酶抑制剂、三环类抗抑郁药、抗组胺药和左甲状腺素等可增加本品的不良反应。

(4)与甲基多巴合用时可致严重的急性低血压反应。

(5)与洋地黄类药物合用可增加洋地黄诱发心动过速的危险性。

(6)在产科手术中与氟烷合用可加重宫缩无力,引起大出血。

9.注意事项

(1)下列情况慎用,如高血压、冠状动脉供血不足、心血管功能不全、糖尿病、甲状腺功能亢进症和运动员等。

(2)不能过量使用。

(3)本品可能引起严重的低钾血症,进而可能使洋地黄化者造成心律失常。

(4)本品久用易产生耐受性,此时患者对肾上腺素等具有扩张支气管作用的药物也同样产生耐受性,使支气管痉挛不易缓解,哮喘加重。

(5)少数患者同时接受雾化沙丁胺醇及异丙托溴铵治疗时可能发生闭角型青光眼,故合用时不要让药液或雾化液进入眼中。

(6)肝、肾功能不全的患者需减量。

10.特殊人群用药

(1)孕妇、哺乳期妇女慎用。

(2)老年人应慎用,使用时从小剂量开始逐渐加大剂量。

(三)特布他林

1.别称

博利康尼,布瑞平,喘康速,间羟叔丁肾上腺素,间羟喘必妥。

2.药理作用

本药为选择性β_2受体激动剂,其支气管扩张作用与沙丁胺醇相近。对于哮喘患者,本品2.5 mg的平喘作用与25 mg麻黄碱相当。

3.药动学

口服的生物利用度为$15\%\pm6\%$,约30分钟出现平喘作用,有效血药浓度为$3 \mu g/mL$,血浆蛋白结合率为25%,2～4小时作用达高峰,持续4～7小时,V_d为$(1.4\pm0.4)L/kg$。气雾吸入5～30分钟生效,1～2小时后出现最大作用,持续3～6小时。皮下注射或气雾吸入后5～15分钟起效,0.5～1.0小时作用达高峰,作用维持1.5～4小时。

4.适应证

(1)用于支气管哮喘、慢性支气管炎、肺气肿和其他伴有支气管痉挛的肺部疾病。

(2)连续静脉滴注本品可激动子宫平滑肌的β_2受体,抑制自发性子宫收缩和缩宫素引起的子宫收缩,预防早产。同理亦可用于胎儿窒息。

5.用法与用量

(1)口服:成人每次2.5～5.0 mg,一天3次,一天总量不超过15 mg。

(2)静脉注射:一次0.25 mg,如15～30分钟无明显的临床改善,可重复注射一次,但4小时内的总量不能超过0.5 mg。

(3)气雾吸入:成人每次0.25～0.50 mg,一天3～4次。

6.不良反应

主要为震颤、强直性痉挛、心悸等拟交感胺增多的表现。口服5 mg时,手指震颤的发生率可达$20\%～33\%$,故应以吸入给药为主,只在重症哮喘发作时才考虑静脉应用。

7.禁忌证

同沙丁胺醇。

8.药物相互作用

(1)与其他肾上腺素受体激动药合用可使疗效增加,但不良反应也增多。

(2)β受体阻滞剂如普萘洛尔、醋丁洛尔、阿替洛尔、美托洛尔等可拮抗本品的作用,使疗效降低,并可致严重的支气管痉挛。

(3)与茶碱类药物合用可增加松弛支气管平滑肌的作用,但心悸等不良反应也增加。

(4)单胺氧化酶抑制药、三环类抗抑郁药、抗组胺药、左甲状腺素等可增加本品的不良反应。

9.注意事项

(1)对其他肾上腺素受体激动药过敏者对本品也可能过敏。

(2)大剂量应用可使有癫痫病史的患者发生酮症酸中毒。

(3)长期应用可产生耐受性,使疗效降低。

(4)从小剂量逐渐加至治疗量常能减少不良反应。

(5)运动员慎用。

10.特殊人群用药

(1)本药可舒张子宫平滑肌,抑制孕妇的子宫收缩并影响分娩,对人或动物未见致畸作用,孕妇应慎用(尤其妊娠早期的妇女)。如在分娩时应用静脉制剂,可能引起母体一过性低血钾、低血糖、肺水肿及胎儿低血糖。哺乳期妇女慎用。

(2)儿童用药的安全性和有效性尚不明确。12岁以下的儿童不推荐使用本药的片剂和注射剂,5岁以下的儿童不宜使用本药的吸入气雾剂。

(四)福莫特罗

1.别称

安咳通、安通克、奥克斯都保、福莫待若和盼得馨。

2.药理作用

本药为长效 β_2 受体激动剂,对支气管的松弛作用较沙丁胺醇强且持久,尚具有明显的抗炎作用,可明显抑制抗原诱发的嗜酸性粒细胞聚集与浸润、血管通透性增高以及速发型与迟发型哮喘反应,对血小板激活因子(PAF)诱发的嗜酸性粒细胞聚集亦能抑制,这是其他选择性 β_2 受体激动剂所没有的。还能抑制人嗜碱性粒细胞与肺肥大细胞由过敏和非过敏因子介导的组胺释放。对吸入组胺引起的微血管渗漏与肺水肿也有明显的保护作用。

3.药动学

口服吸收迅速,0.5～1小时血药浓度达峰值。口服 80 μg,4小时后支气管扩张作用最强。吸入后约2分钟起效,2小时达高峰,单剂量吸入后作用持续

12 小时左右。血浆蛋白结合率为 50%。通过葡萄糖醛酸化和氧位去甲基代谢后部分经尿排泄,部分经胆汁排泄,提示有肝肠循环。

4.适应证

本品用于慢性哮喘与慢性阻塞性肺疾病的维持治疗和预防发作。因其为长效制剂,特别适合哮喘夜间发作的患者和需要长期服用 β_2 受体激动剂的患者。

5.用法与用量

吸入,成人的常用量为 1 次 4.5～9 μg,一天 1～2 次,早晨和晚间用药;或 1 次9～18 μg,一天 1～2 次,1 天的最高剂量为 36 μg。哮喘夜间发作可于晚间给药 1 次。

6.不良反应

常见头痛、心悸和震颤;偶见烦躁不安、失眠、肌肉痉挛和心动过速;罕见皮疹、荨麻疹、心房颤动(简称房颤)、室上性心动过速、期前收缩、支气管痉挛、低钾血症或高钾血症;个别病例有恶心、味觉异常、眩晕、心绞痛、心电图 Q-T 间期延长、变态反应、血压波动和血中的胰岛素、游离脂肪酸、血糖及尿酮体水平升高。

7.禁忌证

对本品过敏者禁用。

8.药物相互作用

(1)本品与肾上腺素、异丙肾上腺素合用易致心律不齐,甚至引起心脏骤停。

(2)本品与茶碱、氨茶碱、肾上腺皮质激素、利尿药(呋塞米、螺内酯等)合用,可能因低血钾而引起心律不齐。

(3)与洋地黄类药物合用可增加洋地黄诱发心律失常的危险性。

(4)与单胺氧化酶抑制药合用可增加室性心律失常的发生率,并可加重高血压。

(5)本品可增强泮库溴铵、维库溴铵的神经肌肉阻滞作用。

9.注意事项

(1)下列情况慎用,如甲状腺功能亢进症、嗜铬细胞瘤、梗阻性肥厚型心肌病、严重的高血压、颈内动脉-后交通动脉瘤或其他严重的心血管病(如心肌缺血、心动过速或严重的心力衰竭)、肝肾功能不全、严重的肝硬化、运动员。

(2)可能造成低钾血症。哮喘急性发作时及联合用药都可能增加血钾降低的作用,在上述情况下建议监测血钾浓度。

(3)本品能引起 Q-T 间期延长,因此伴有 Q-T 间期延长的患者及使用影响 Q-T 间期的药物治疗的患者应慎用。

(4)可影响血糖代谢,糖尿病患者用药初期应注意血糖的控制。

(5)本品可能引起气道痉挛,哮喘急性发作时的缺氧会增加此危险性。

10.特殊人群用药

(1)孕妇、哺乳期妇女慎用。

(2)新生儿和早产儿用药的安全性尚未确定,应谨慎使用。

(五)沙美特罗

1.别称

喘必灵,祺泰,强力安喘通,施立碟,施立稳。

2.药理作用

本药为新型的选择性长效 β_2 受体激动剂。吸入本品 25 μg,其支气管扩张作用与吸入200 μg沙丁胺醇相当。尚有强大的抑制肺肥大细胞释放组胺、白三烯、前列腺素等变态反应介质的作用,可抑制吸入抗原诱发的早期和迟发相反应,降低气道高反应性。

3.药动学

单次吸入本品 50 μg 或 400 μg 后,5~15 分钟达血药峰浓度。用药后 10~20 分钟出现支气管扩张作用,持续 12 小时。本品与人体血浆的体外蛋白结合率为 96%。在体内经羟化作用而广泛代谢,并以代谢产物的形式随粪便和尿液排出体外。

4.适应证

用于支气管哮喘,包括夜间哮喘和运动引起的支气管痉挛的防治;与吸入性糖皮质激素合用,用于可逆性阻塞性气道疾病,包括哮喘、慢性阻塞性肺疾病。

5.用法与用量

(1)粉雾剂胶囊:粉雾吸入,成人一次 50 μg,一天 2 次;儿童一次 25 μg,一天 2 次。

(2)气雾剂:气雾吸入,剂量和用法同粉雾吸入。

6.不良反应

可见震颤、心悸及头痛等;偶见心律失常、肌痛、肌肉痉挛、水肿、血管神经性水肿;罕见口咽部刺激。

7.禁忌证

对本品过敏者、对牛奶过敏的患者禁用。

8.药物相互作用

(1)本药与茶碱类等支气管扩张药合用可产生协同作用,合用时应注意调整剂量。

（2）与短效β肾上腺素受体激动药（如沙丁胺醇）合用时可使 FEV_1 得到改善，且不增加心血管不良反应的发生率。

（3）与黄嘌呤衍生物、激素和利尿药合用可加重血钾降低。

（4）不宜与单胺氧化酶抑制药合用，因可增加心悸、激动或躁狂发生的危险性。

（5）不宜与三环类抗抑郁药合用，因可能增强心血管的兴奋性，三环类抗抑郁药停药 2 周后方可使用本药。

（6）与保钾利尿药合用，尤其本药超剂量时，可使患者的心电图异常或低血钾加重，合用时须慎重。

9.注意事项

（1）下列情况慎用，如肺结核、甲状腺功能亢进症、对拟交感胺类有异常反应、有低钾血症倾向、已患有心血管疾病及有糖尿病病史。

（2）本品不适用于缓解急性哮喘发作。

（3）治疗可逆性阻塞性气道疾病应常规遵循阶梯方案，并应通过观察临床症状及测定肺功能来监测患者对治疗的反应。为避免哮喘急性加重的风险，不可突然中断使用本品治疗。

10.特殊人群用药

（1）孕妇、哺乳期妇女慎用。

（2）3 岁以下小儿服用的安全性尚未确立，应慎用。

（六）班布特罗

1.别称

邦尼、帮备、贝合健、汇杰和立可菲。

2.药理作用

本药为新型的选择性长效 β_2 受体激动剂，为特布他林的前体药物，亲脂性强，与肺组织有很高的亲和力，产生扩张支气管、抑制内源性变态反应介质释放、减轻水肿及腺体分泌，从而降低气道高反应性、改善肺及支气管通气功能的作用。

3.药动学

口服后 20% 的药物经胃肠道吸收，生物利用度约 10%，2～6 小时达血药浓度峰值，作用可持续 24 小时，给药 4～5 天后达稳态血药浓度。本药的血浆半衰期约为 13 小时,特布他林的血浆半衰期约为 17 小时。原药及其代谢物(包括特布他林)主要经肾脏排出。

4.适应证

本品用于治疗支气管哮喘、慢性喘息性支气管炎、慢性阻塞性肺疾病和其他伴有支气管痉挛的肺部疾病。

5.用法与用量

(1)口服:成人的起始剂量为 1 次 10 mg,一天 1 次,睡前服用。根据临床疗效,1～2 周后剂量可调整为 1 次 20 mg,一天 1 次。肾功能不全患者(肾小球滤过率≤50 mL/min)的起始剂量为 1 次 5 mg,一天 1 次。

(2)儿童:2～5 岁 1 次 5 mg,一天 1 次;2～12 岁一天的最高剂量不超过 10 mg。

6.不良反应

肌肉震颤、头痛、心悸和心动过速等;偶见强直性肌肉痉挛。

7.禁忌证

(1)对本品、特布他林及拟交感胺类药物过敏者禁用。

(2)肥厚型心肌病患者禁用。

8.药物相互作用

(1)本药可能延长琥珀胆碱对肌肉的松弛作用,并具有剂量依赖性,但可恢复。

(2)单胺氧化酶抑制药、三环类抗抑郁药、抗组胺药、左甲状腺素等可能增加本药的不良反应。

(3)与皮质激素、利尿药合用可加重血钾降低的程度。

(4)与其他拟交感胺类药合用作用加强,毒性增加。

(5)与其他支气管扩张药合用时可增加不良反应。

(6)β 肾上腺素受体阻滞剂(醋丁洛尔、阿替洛尔、拉贝洛尔、美托洛尔、纳多洛尔、吲哚洛尔、普萘洛尔、噻吗洛尔)能拮抗本药的作用,使其疗效降低。

(7)$β_2$ 肾上腺素受体激动药会增加血糖浓度,从而降低降血糖药物的作用,因此患有糖尿病者服用本药时应调整降血糖药物的剂量。

(8)本药能减弱胍乙啶的降血压作用。

9.注意事项

(1)严重的肾功能不全患者本品的起始剂量应减少。

(2)肝硬化、严重的肝功能不全患者应个体化给予一天剂量。

(3)甲状腺功能亢进症、糖尿病及心脏病患者慎用。

10.特殊人群用药

(1)孕妇、哺乳期妇女慎用。

(2)2岁以下儿童的剂量尚未确定。

(3)有肝、肾及心功能不全的老年患者慎用。

(七)丙卡特罗

1.别称

川迪,曼普特,美喘清,美普清,普鲁卡地鲁。

2.药理作用

本药为选择性β_2受体激动剂,对支气管的β_2受体有较高的选择性,其支气管扩张作用强而持久。尚具有较强的抗过敏作用,不仅可抑制速发型的气道阻力增加,而且可抑制迟发型的气道反应性增高。本品尚可促进呼吸道纤毛运动。

3.药动学

口服可迅速由胃肠道吸收,呈二房室分布,5分钟内开始起效,1～2小时后在血浆、组织及主要器官中能达到最高浓度。α相半衰期为3.0小时,β半衰期为8.4小时,作用可持续6～8小时。主要在肝脏及小肠中代谢为葡萄糖醛酸化合物,由尿液及粪便排泄。

4.适应证

本品适用于支气管哮喘、喘息性支气管炎、伴有支气管反应性增高的急性支气管炎、慢性阻塞性肺疾病。

5.用法与用量

口服,成人于每晚睡前1次服50 μg;或每次25～50 μg,早、晚(睡前)各服1次。

6.不良反应

偶见口干、鼻塞、倦怠、恶心、胃部不适、肌颤、头痛、眩晕或耳鸣;亦见皮疹、心律失常、心悸、面部潮红等。

7.禁忌证

同沙丁胺醇。

8.药物相互作用

(1)与其他肾上腺素受体激动剂及茶碱类合用可引起心律失常,甚至心脏骤停。

（2）与茶碱类及抗胆碱能支气管扩张药合用时其支气管扩张作用增强，但可能产生降低血钾作用，并因此影响心率。

9.注意事项

（1）下列情况慎用，如甲状腺功能亢进症、高血压、心脏病和糖尿病。

（2）本品有抗过敏作用，故评估其他药物的皮试反应时，应考虑本品对皮试的影响。

10.特殊人群用药

（1）孕妇及哺乳期妇女用药的安全性尚不明确，应慎用。

（2）儿童用药的安全性尚不明确，应慎用。

（八）药物特征比较

1.给药途径、作用时间比较

上述 β_2 受体激动剂因结构、剂型和给药方式不同，所以起效时间和维持时间也不相同。具体药物的给药途径和作用时间详见表3-5。

表 3-5　常用的 β_2 受体激动剂比较

分类	药物名称	给药途径	作用时间		孕妇、哺乳期用药妊娠分级	注释
			起效	维持		
短效类	沙丁胺醇	吸入	5 分钟	4～6 小时	孕妇、哺乳期慎用（C 级）	心脏兴奋作用是异丙肾上腺素的1/10
		口服	30 分钟	6 小时		
	特布他林	吸入	5～30 分钟	3～6 小时	孕妇、哺乳期慎用（B 级）	心脏兴奋作用是异丙肾上腺素的1/10
		口服	1～2 小时	4～8 小时		
	丙卡特罗	吸入	5 分钟	6～8 小时	孕妇、哺乳期慎用（尚不明确）	对 β_2 受体有高度的选择性，严禁与儿茶酚胺何用。
		口服	5 分钟	6～8 小时		
	福莫特罗	吸入	3～5 分钟	8～12 小时	孕妇、哺乳期慎用（C 级）	浓度依赖型起效快，可按需用于急性症状
		口服	30 分钟	12 小时		
长效类	沙美特罗（慢效）	吸入	30 分钟	12 小时	孕妇、哺乳期使用尚不明确（C 级）	非浓度依赖型与 SABA 合用可改善 FEV_1，且不增加心血管不良事件的发生率
		口服	—	24 小时		
	班布特罗				孕妇慎用（B 级）	为特布他林的前体

2.主要不良反应比较

β_2 受体激动剂的主要不良反应包括震颤尤其是手震颤、神经紧张、头痛、肌肉痉挛和心悸、心律失常、外周血管扩张及低血钾等。吸入剂型用药后可能出现支气管异常痉挛。

（1）沙丁胺醇：心率加快、心律失常；肌肉震颤；头晕、头痛、失眠和面部潮红；低血钾；恶心、呕吐。

（2）特布他林：心动过速、心悸；震颤；头痛、强直性痉挛、睡眠失调、行为失调；恶心、胃肠道障碍、皮疹、荨麻疹。

（3）福莫特罗：心悸、心动过速；震颤、肌肉痉挛；头痛、失眠、烦躁不安；低血钾或高血钾、血糖升高；恶心、味觉异常、皮疹、荨麻疹。

（4）丙卡特罗：心律失常、心悸；肌颤；倦怠、头痛、眩晕、耳鸣、面部潮红；恶心、胃部不适、口干、皮疹。

（5）沙美特罗：心悸，偶见心律失常；震颤、偶见肌肉痉挛、肌痛；头痛；罕见高血糖；皮疹。

（6）班布特罗：心悸、心动过速；肌肉震颤、肌肉痉挛；头痛。

三、抗胆碱能药物

用于平喘的抗胆碱药是指选择性阻断胆碱能 M 受体而缓解气道平滑肌痉挛的药物。该类药物主要拮抗气道平滑肌 M 受体，抑制细胞内环磷酸鸟苷（cGMP）的转化和提高 cAMP 的活性来降低细胞内的钙离子浓度，抑制肥大细胞的活性，从而松弛气道平滑肌引起的支气管扩张。同时通过抑制迷走神经兴奋，使气道黏液的分泌减少。主要用于支气管哮喘、慢性阻塞性肺疾病。

（一）应用原则与注意事项

1.应用原则

（1）抗胆碱药起效较慢且能引起支气管痉挛，故不推荐用于急性支气管痉挛的初始治疗和急救治疗。

（2）该类药物的平喘强度和起效速度均不如 β₂受体激动剂，但作用较为持久，且不易产生耐药性，对有吸烟史的老年哮喘患者较为适宜。

2.注意事项

（1）既往对本类药物过敏者禁用。

（2）有闭角型青光眼倾向、前列腺增生、膀胱颈梗阻的患者及孕妇、哺乳期妇女慎用。

（3）吸入给药时需注意保护，防止雾化液或药物粉末接触患者的眼睛。

（4）抗胆碱药与沙丁胺醇（或其他 β₂受体激动剂）雾化溶液合用易发生急性

闭角型青光眼。

(二)异丙托溴铵

1.别称

爱喘乐,爱全乐,溴化异丙阿托品,溴化异丙基阿托品,溴化异丙托品。

2.药理作用

本药是对支气管平滑肌 M 受体有较高选择性的强效抗胆碱药,松弛支气管平滑肌的作用较强,对呼吸道腺体和心血管系统的作用较弱,其扩张支气管的剂量仅及抑制腺体分泌和加快心率剂量的 1/20～1/10。

3.药动学

口服不易吸收。气雾吸入后作用于气道局部,因此支气管扩张的时间曲线与全身药动学并不完全一致。吸入后起效时间为 5～15 分钟,持续 4～6 小时。在肝内代谢作用的持续时间为 3～4 小时,由粪便排泄。

4.适应证

本品用于慢性阻塞性肺疾病相关的支气管痉挛,包括慢性支气管炎、肺气肿哮喘等,可缓解喘息症状。

5.用法与用量

(1)溶液:吸入,成人(包括老年人)和 12 岁以上的青少年一次 1 个单剂量小瓶(500 µg),一天 3～4 次,急性发作的患者病情稳定前可重复给药。单剂量小瓶中每 1 mL 雾化吸入液可用氯化钠注射液稀释至终体积 2～4 mL。

(2)气雾剂:吸入,成人及学龄儿童的推荐剂量为一次 40～80 µg,一天 3～4 次。

6.不良反应

常见头痛、恶心和口干;少见心动过速、心悸、眼部调节障碍、胃肠动力障碍和尿潴留等抗胆碱能不良反应;可能引起咳嗽、局部刺激;罕见吸入刺激产生的支气管痉挛,变态反应如皮疹、舌、唇和面部血管性水肿、荨麻疹、喉头水肿。

7.禁忌证

(1)对阿托品及其衍生物过敏患者禁用。

(2)对本品过敏者禁用。

8.药物相互作用

(1)与沙丁胺醇、非诺特罗、茶碱、色甘酸钠等合用可互相增强疗效。

(2)金刚烷胺、吩噻嗪类抗精神病药、三环类抗抑郁药、单胺氧化酶抑制药及抗组胺药可增强本品的作用。

9.注意事项

(1)使用本品后可能会立即发生变态反应。

(2)应避免使眼睛接触到本品,如果在使用本品时不慎污染到眼睛,引起眼睛疼痛或不适、视物模糊等闭角型青光眼的征象,应首先使用缩瞳药并立即就医。

(3)患有囊性纤维化的患者可能会引起胃肠道蠕动的紊乱。

(4)有尿路梗阻的患者使用时发生尿潴留的危险性增高。

10.特殊人群用药

孕妇、哺乳期妇女及儿童慎用。

(三)噻托溴铵

1.别称

思力华,天晴速乐。

2.药理作用

本药为新型的长效抗胆碱类药物,对 5 种胆碱受体($M_1 \sim M_5$)具有相似的亲和力,通过与平滑肌的 M_3 受体结合而产生扩张支气管平滑肌的作用。支气管扩张作用呈剂量依赖性,并可持续 24 小时以上。

3.药动学

吸入后 30 分钟起效,持续时间至少为 24 小时。年轻健康志愿者对本品的绝对生物利用度为 19.5%,吸入 5 分钟后达血药峰浓度,药物的血浆蛋白结合率达 72%,V_d 为 32 L/kg。吸入给药时,仅 14% 的药物经肾排泄。

4.适应证

用于慢性阻塞性肺疾病的维持治疗,包括慢性支气管炎和肺气肿、伴随性呼吸困难的维持治疗及急性发作的预防。

5.用法与用量

吸入,一次 18 μg,一天 1 次。

6.不良反应

常见口干、便秘、念珠菌感染、鼻窦炎、咽炎;少见全身变态反应、心动过速、房颤、心悸、排尿困难、尿潴留;可发生恶心、声音嘶哑、头晕、血管性水肿、皮疹、荨麻疹、皮肤瘙痒;因吸入刺激导致的支气管痉挛,还可能有视物模糊、青光眼。

7.禁忌证

对噻托溴铵、阿托品或其衍生物过敏的患者禁用。

8.药物相互作用

不推荐本品与其他抗胆碱药物合用。

9.注意事项

(1)使用本品后有可能立即发生变态反应。

(2)下列情况慎用,如闭角型青光眼,前列腺增生,膀胱颈梗阻,中、重度肾功能不全,18岁以下的患者。

(3)中到重度肾功能不全的患者(肌酐清除率≤50 mL/min)应对噻托溴铵的应用予以密切监控。

(4)如药粉误入眼内可能引起或加重闭角型青光眼的症状,应立即停用并就医。

10.特殊人群用药

(1)孕妇、哺乳期妇女慎用。

(2)老年患者对本品的肾清除率下降,但未见COPD患者的血药浓度随年龄增加而出现显著改变。

(3)尚无儿科患者应用该药的经验,<18岁的患者不推荐使用。

(四)药物特征比较

1.药理作用比较

异丙托溴铵对各类受体的亲和力无选择性,新一代长效抗胆碱药噻托溴铵对M_1、M_3受体的选择性更高、半衰期长。两种抗胆碱药的作用比较见表3-6。

表3-6 两种抗胆碱药的作用比较

药物	M受体选择性	扩张支气管	抑制腺体分泌	加快心率
异丙托溴铵	无	++(支气管扩张作用为抑制腺体分泌、增加心率作用的20倍)	+	+
噻托溴铵	M_3、M_1	+++(平喘作用强于异丙托溴铵)	-	-

2.不良反应比较

抗胆碱药治疗哮喘主要采用吸入给药,本类药物对支气管的扩张作用虽不如受体激动药,起效也较慢,但不良反应轻且不易产生耐药性。

(1)异丙托溴铵:常见头痛,少见眼部调节障碍;常见恶心、口干,少见胃肠动力障碍;少见心动过速、心悸;少见血管性水肿、荨麻疹、喉头水肿和变态反应;少见尿潴留;罕见吸入刺激产生的支气管痉挛;少见眼部调节障碍。

(2)噻托溴铵:少见头晕、头痛、味觉异常,罕见失眠;常见口干,少见口腔炎、胃食管反流性疾病、便秘、恶心，罕见肠梗阻包括麻痹性肠梗阻、牙龈炎、舌炎、口咽部念珠菌病、吞咽困难；少见房颤，罕见室上性心动过速、心动过速、心悸；少见皮疹，罕见荨麻疹、瘙痒过敏（包括速发型变态反应）；少见排尿困难、尿潴留，罕见尿路感染；少见咽炎、发声困难、咳嗽、支气管痉挛、鼻出血，罕见喉炎、鼻窦炎；少见视物模糊，罕见青光眼、眼压增高。

四、吸入性糖皮质激素

吸入性糖皮质激素（inhaled corticosteroid，ICS）是防治各种类型的中-重度慢性哮喘的首选药物，具有局部药物（肺内沉积）浓度高、气道内药物活性大、疗效好和全身性不良反应少等特点。可以减轻患者的症状，提高最大呼气流量和呼吸量，降低气道高反应性，防止哮喘恶化，改善患者的生活质量。近年来认为ICS联合长效 β_2 激动剂（LABA）即 ICS/LABA 联合治疗有更好的疗效，并可避免单用 ICS 时因增加剂量而出现的不良反应。但须注意 ICS 在哮喘急性发作时不能立即奏效，故不能用于急性发作。

ICS 的不良反应常见为局部反应，包括反射性咳嗽、支气管痉挛、喉部刺激、口咽部念珠菌病、声嘶等，通常是暂时的、不严重的。在推荐剂量范围内，ICS 很少发生全身性不良反应。长期大剂量使用时可能引起全身反应，如骨密度降低、白内障、肾上腺抑制、糖代谢异常、易擦伤等。

（一）应用原则与注意事项

1.应用原则

（1）吸入性糖皮质激素为控制呼吸道炎症的预防性用药，起效缓慢且须连续和规律地应用2 天以上方能发挥作用。

（2）对哮喘急性发作和支气管平滑肌痉挛者宜合并应用 β_2 受体激动剂，以尽快松弛支气管平滑肌。

（3）应当依据哮喘的严重程度给予适当剂量，分为起始和维持剂量。当严重哮喘或哮喘持续发作时，可考虑给予全身性糖皮质激素治疗，待缓解后改为维持量或转为吸入给药。

2.注意事项

（1）掌握正确的吸入方法：掌握正确的吸入方法和技术是决定吸入糖皮质激素是否取得良好疗效和有无有不良反应的关键因素。需长期吸入用药以维持巩固病情者，为预防口咽部白念珠菌感染，应于每次吸入后用清水漱口。

（2）治疗时剂量应个体化，依据患者或儿童的原治疗情况调整剂量。

(3)关注不适宜人群：ICS 禁用于对类固醇激素或其制剂辅料过敏的患者。对乳蛋白严重过敏者禁用氟替卡松干粉剂。患有活动性肺结核及肺部真菌、病毒感染者，以及儿童、孕妇慎用。

(二)倍氯米松

1.别称

必可酮，安德心，贝可乐，倍可松。

2.药理作用

本药是局部应用的强效糖皮质激素。因其亲脂性强，气雾吸入后可迅速透过呼吸道和肺组织而发挥平喘作用。其局部抗炎、抗过敏疗效是泼尼松的 75 倍，是氢化可的松的 300 倍。

3.药动学

以气雾吸入的方式给药后，生物利用度为 10%～20%，具有较高的清除率，较口服用药的糖皮质激素类高 3～5 倍，故全身性不良反应小。V_d 为 0.3 L/kg。半衰期为 3 小时，肝脏疾病时可延长。其代谢产物的 70%经胆汁、10%～15%经尿排泄。

4.适应证

用于慢性支气管哮喘。

5.用法与用量

(1)成人及 12 岁以上的儿童：吸入。轻微哮喘，一天 200～400 μg 或以上，分 2～4 次用药；中度哮喘，一天 600～1 200 μg，分 2～4 次用药；严重哮喘，一天 1 000～2 000 μg，分 2～4 次用药。

(2)5～12 岁的儿童：吸入。一天 200～1 000 μg；4 岁以下的儿童一天总剂量为 100～400 μg，分次用药。

6.不良反应

常见口腔及喉部念珠菌病、声嘶、喉部刺激。

7.禁忌证

对本品过敏或本品中的其他附加成分过敏者禁用。

8.药物相互作用

(1)胰岛素与本药有拮抗作用，糖尿病患者应注意调整本药的剂量。

(2)本药可能影响甲状腺对碘的摄取、清除和转化。

9.注意事项

(1)下列情况慎用，如患有活动期和静止期的肺结核。

（2）对于长期使用糖皮质激素的儿童和青少年,应密切随访其生长状况。

（3）从口服糖皮质激素转为 ICS 时,在很长时间内肾上腺储备功能受损的风险仍然存在,应定期监测肾上腺皮质功能。

（4）对可逆性阻塞性气道疾病(包括哮喘)的处理应常规遵循阶梯方案,并应由临床症状及通过肺功能测定监测患者的反应。

（5）本品不适用于患有重度哮喘的患者;不用于哮喘的初始治疗;应个体化用药。

（6）不可突然中断治疗。

（7）每次用药后用水漱口。

10.特殊人群用药

孕妇、哺乳期妇女慎用。

（三）布地奈德

1.别称

雷诺考特,普米克,普米克都保,普米克令舒,布德松。

2.药理作用

本药是局部应用的不含卤素的糖皮质激素类药物,局部抗炎作用强,约为丙酸倍氯米松的2倍、氢化可的松的600倍。

3.药动学

气雾吸入给药后,10%～15%在肺部吸收,生物利用度约为26%;粉雾吸入给药后,全身的生物利用度约为38%,血浆蛋白结合率为85%～90%,V_d为3 L/kg。吸入本药500 μg后,32%的药物经肾排出,15%经粪便排出。吸入给药的半衰期成人为2～3小时,儿童为1.5小时。

4.适应证

支气管哮喘,主要用于慢性持续期支气管哮喘;也可在重度慢性阻塞性肺疾病中使用。

5.用法与用量

按个体化给药。在严重哮喘和停用或减量使用口服糖皮质激素的患者,开始使用气雾剂的剂量为成人一天 200～1 600 μg,分 2～4 次使用(较轻的患者一天200～800 μg,较严重者则是一天800～1 600 μg);一般一次 200 μg,早、晚各一次;病情严重时一次 200 μg,一天 4 次。儿童2～7 岁一天 200～400 μg,分2～4 次使用;7 岁以上一天 200～800 μg,分 2～4 次使用。

鼻喷吸入用于鼻炎,一天 256 μg,可于早晨一次喷入(每侧鼻腔 128 μg)或早、晚分 2 次喷入,奏效后减至最低剂量。

6.不良反应

同其他 ICS。本品可产生局部和全身性不良反应,但由于本品在体内代谢灭活快、清除率高,故其全身性不良反应比二丙酸倍氯米松轻。

7.禁忌证

对本品过敏者禁用。

8.药物相互作用

酮康唑能提高本药的血药浓度,其作用机制可能是抑制了细胞色素 P4503A4 介导的布地奈德的代谢。

9.注意事项

(1)鼻炎、湿疹等过敏性疾病可使用抗组胺药及局部制剂进行治疗。

(2)肺结核、鼻部真菌感染和疱疹患者慎用。

(3)长期接受吸入治疗的儿童应定期测量身高。

(4)由口服糖皮质激素转为吸入布地奈德或长期高剂量治疗的患者应特别小心,可能在一段时间内处于肾上腺皮质功能不全的状况中,建议进行血液学和肾上腺皮质功能的监测。

(5)在哮喘加重或严重发作期间,或在应激择期手术期间应给予全身性糖皮质激素。

(6)应避免合用酮康唑、伊曲康唑或其他强 CYP3A4 抑制剂。若必须合用上述药物,则用药间隔时间应尽可能长。

10.特殊人群用药

(1)孕妇、哺乳期妇女慎用;本药可进入乳汁中,哺乳期妇女应避免使用,必须使用时应停止哺乳。

(2)2 岁以下儿童用药的安全性和有效性尚不明确,应避免使用。

(四)氟替卡松

1.别称

辅舒碟,辅舒良,辅舒良滴顺,丙酸氟替卡松,氟替卡松丙酸酯。

2.药理作用

本药为局部用强效糖皮质激素药物。脂溶性高,易于穿透细胞膜与细胞内的糖皮质激素受体结合,与受体具有高度亲和力。在呼吸道内浓度和存留的时间较长,故其局部抗炎活性更强。

3.药动学

吸入后30分钟作用达高峰,起效较布地奈德快60分钟。口服的生物利用度仅为21%,肝清除率亦高,吸收后大部分经肝脏首关效应转化为无活性的代谢物,消除半衰期为3.1小时。

4.适应证

(1)用于支气管哮喘的预防性治疗,主要用于慢性持续期支气管哮喘。

(2)用于重度慢性阻塞性肺疾病。

5.用法与用量

(1)成人及16岁以上的儿童:吸入给药,一次100～1 000 μg,一天2次;一般一次250 μg,一天2次。初始剂量:①轻度哮喘,一次100～250 μg,一天2次;②中度哮喘,一次250～500 μg,一天2次;③重度哮喘,一次500～1 000 μg,一天2次。

(2)4岁以上的儿童:吸入给药,一次50～100 μg,一天2次。

6.不良反应

其局部不良反应与其他糖皮质激素相同。

7.禁忌证

对本品过敏者禁用。

8.药物相互作用

强效细胞色素P4503A4酶抑制药(如酮康唑、利托那韦等)可抑制本药代谢,使其生物利用度及血药浓度增加,从而增加本药导致全身性不良反应的危险性,如库欣综合征或反馈性HPA轴抑制。

9.注意事项

(1)活动期或静止期肺结核患者、有糖尿病病史的患者慎用。

(2)其他同倍氯米松。

10.特殊人群用药

(1)尚缺乏妊娠期间应用本药的安全性资料,孕妇用药应权衡利弊。哺乳期妇女应权衡利弊后用药。

(2)老年人长期大剂量使用易引起骨质疏松,甚至骨质疏松性骨折。

(3)儿童用药可导致生长延迟、体重增长减缓及颅内压增高等。此外,儿童的体表面积与体重之比较大,局部用药发生反馈性下丘脑-垂体-肾上腺轴(HPA轴)抑制的危险性更大。因此儿童应谨慎用药,应尽可能采用最低的有效治疗剂量并避免长期持续使用(连续用药4周以上的安全性和有效性尚不明确)。

(五)药物特征比较

1.剂量比较

见表3-7。

表3-7　常用 ICS 的每天剂量(μg)

药物	低剂量	中剂量	高剂量
二丙酸倍氯米松	200~500	500~1 000	>1 000
布地奈德	200~400	400~800	>800
丙酸氟替卡松	100~250	250~500	>500
环索奈德	80~160	160~320	>320

2.药理作用比较

见表3-8。

表3-8　ICS 的药理作用比较

	布地奈德	二丙酸倍氯米松	氟替米松
与 GCR 结合 *	9.4	0.4	18
水溶性(μg/mL)	14	0.1	0.04
气道黏液浓度	最高	略高	低
与黏膜结合	最高	略高	低
肺部沉积率	最高	低	略高
抗炎作用 *	980	600	1 200
生物利用度	6%~10%	20%	<10%
肝清除率	1.4 L/min	较慢	0.9 L/min

注:* 以地塞米松为1。

3.不良反应比较

见表3-9。

表3-9　常用 ICS 的不良反应发生率(%)

不良反应	倍氯米松 MDI *	布地奈德 DPI	氟替卡松 MDI *	莫米松 DPI	曲安奈德 MDI	氟替卡松/沙美特罗 MDI * 和 DPI
发声困难	<1	1~6	2~6	1~3	1~3	2~5
咳嗽	—	5	4~6	—	—	3~6
念珠菌病	—	2~4	2~5	4~6	2~4	4~10
上呼吸道感染	3~17	19~24	16~18	8~15		10~27
胃肠道反应	<1	1~4	1~3	1~5	2~5	1~7
头痛	8~17	13~14	5~11	17~22	7~21	12~20

注:* 指以 HFA(氢氟化物)为抛射剂;MDI:定量吸入气雾剂;DPI:干粉吸入剂。

五、抗过敏平喘药

本类药物包括变态反应介质阻释剂色甘酸钠、酮替芬和白三烯受体阻滞剂扎鲁司特、孟鲁司特等。变态反应介质阻释剂通过稳定肺组织的肥大细胞膜,抑制变态反应介质释放,对多种炎性细胞亦有抑制作用。白三烯受体阻滞剂通过阻断半胱氨酰白三烯的合成或拮抗其与受体的作用发挥平喘作用。其平喘作用起效较慢,不宜用于哮喘急性发作期的治疗,临床上主要用于预防哮喘的发作。

(一)应用原则与注意事项

(1)该类药物主要用于预防性治疗,在哮喘急性发作时无效。

(2)白三烯受体阻滞剂起效慢,作用较弱于色甘酸钠,仅用于轻、中度哮喘和稳定期的控制,或合并应用以减少糖皮质激素和 β_2 受体激动剂的剂量。

(3)白三烯受体阻滞剂在治疗哮喘上不宜单独应用,对 12 岁以下的儿童、孕妇及哺乳期妇女应权衡利弊后应用。

(二)色甘酸钠

1.别称

咳乐钠,宁敏,色甘酸,色甘酸二钠,咽泰。

2.药理作用

本品无松弛支气管平滑肌的作用和 β 受体激动作用,亦无直接拮抗组胺、白三烯等过敏介质的作用和抗炎症作用,但在抗原攻击前给药可预防速发型和迟发型过敏性哮喘。亦可预防运动和其他刺激诱发的哮喘。

3.药动学

口服极少吸收。干粉喷雾吸入时其生物利用度约为10%,吸入后10~20分钟即达血药峰浓度(正常人为 $14\sim91$ ng/mL,哮喘患者为 $1\sim36$ ng/mL),血浆蛋白结合率为 $60\%\sim75\%$,V_d 为0.13 L/kg,血浆半衰期为 $1.0\sim1.5$ 小时,经胆汁和尿排泄。

4.适应证

(1)用于预防支气管哮喘发作,对轻度哮喘可能有治疗作用。

(2)可用于过敏性鼻炎、季节性花粉症、春季角膜炎、结膜炎、过敏性湿疹及某些皮肤瘙痒症。

(3)可用于溃疡性结肠炎和直肠炎。

5.用法与用量

(1)干粉吸入:一次 20 mg,一天 4 次;症状减轻后一天 40~60 mg;维持量为一天 20 mg。

(2)气雾吸入:一次 3.5～7 mg,一天 3～4 次,一天最大剂量为 32 mg。

6.不良反应

鼻刺痛、烧灼感、喷嚏、头痛、嗅觉改变、一过性支气管痉挛;罕见鼻出血、皮疹等。

7.禁忌证

对本品过敏者禁用。

8.药物相互作用

(1)与异丙肾上腺素合用可提高疗效。

(2)与糖皮质激素合用可增强治疗支气管哮喘的疗效。

(3)与氨茶碱合用可减少茶碱的用量,并提高平喘疗效。

9.注意事项

(1)掌握正确的用药方法。无论气雾吸入、粉雾吸入或局部喷布,务必使药物尽量到达病变组织,喷布时间必须与患者的呼吸协调一致。

(2)本品极易潮解,应注意防潮。

(3)不要中途突然停药,以免引起哮喘复发。

(4)本品并非直接舒张支气管而属预防性作用,故应在哮喘易发季节前 1～3 周用药。

(5)吸入色甘酸钠可能引起支气管痉挛,可提前数分钟吸入选择性 β_2 受体激动剂。

(6)肝、肾功能不全者慎用。

10.特殊人群用药

孕妇及哺乳期妇女慎用。

(三)酮替芬

1.别称

贝卡明,喘者定,敏喘停,噻苯酮,噻喘酮。

2.药理作用

本药为强效抗组胺和过敏介质阻释剂。本品的抗组胺作用较长而抗过敏作用的持续时间较短,以上两种作用各自独立。

3.药动学

口服后吸收迅速而完全,3～4 小时达血药浓度峰值。当血药浓度达到 100～200 $\mu g/mL$ 时,本药 75% 与血浆蛋白结合。半衰期约 1 小时。一部分经肝脏代谢,60%经尿排泄,其余经粪便、汗液排泄。

4.适应证

(1)用于支气管哮喘,对过敏性、感染性和混合性哮喘都有预防发作的效果。

(2)喘息性支气管炎、过敏性咳嗽。

(3)过敏性鼻炎、过敏性结膜炎、过敏性皮炎。

5.用法与用量

口服。成人一次 1 mg,一天 2 次;极量为一天 4 mg。儿童 4～6 岁一次 0.4 mg,6～9 岁一次 0.5 mg,9～14 岁一次 0.6 mg;以上均为一天 1～2 次。

6.不良反应

常见嗜睡、倦怠、口干、恶心等胃肠道反应;偶见头痛、头晕、迟钝、体重增加。

7.禁忌证

对本品过敏者、车辆驾驶员、机械操作者以及高空作业者工作时禁用。

8.药物相互作用

(1)与乙醇及镇静催眠药合用可增强困倦、乏力等症状,应避免合用。

(2)与抗胆碱药合用可增加后者的不良反应。

(3)与口服降血糖药合用时,少数糖尿病患者可见血小板减少,故两者不宜合用。

(4)本品抑制齐多夫定的肝内代谢,应避免合用。

(5)本品与抗组胺药有协同作用。

9.注意事项

过敏体质者慎用。

10.特殊人群用药

(1)孕妇慎用;哺乳期妇女应用本品应停止哺乳。

(2)3 岁以下的儿童不推荐使用本品。

(四)孟鲁司特

1.别称

蒙泰路特钠,孟鲁司特钠,顺尔宁。

2.药理作用

本药为高选择性半胱氨酰白三烯(Cys-LTs)受体阻滞剂,通过抑制 LTC_4、LTE_4 与受体的结合,可缓解白三烯介导的支气管炎症和痉挛状态,减轻白三烯所致的激惹症状,改善肺功能。

3.药动学

口服吸收迅速而完全,口服的平均生物利用度为 64%,99% 的本品与血浆蛋白结合。本品几乎被完全代谢,细胞色素 P4503A4 和 2C9 与其代谢有关。完全由胆汁排泄,在健康受试者中的平均血浆半衰期为 2.7～5.5 小时。

4.适应证

本品用于哮喘的预防和长期治疗,包括预防白天和夜间的哮喘症状,治疗对阿司匹林敏感的哮喘患者以及预防运动诱发的支气管哮喘。也用于减轻过敏性鼻炎引起的症状(15 岁及 15 岁以上成人的季节性过敏性鼻炎和常年性过敏性鼻炎)。

5.用法与用量

口服。成人及 15 岁以上的儿童一次 10 mg,一天 1 次;6～14 岁的儿童一次 5 mg,一天 1 次;2～5 岁的儿童一次 4 mg,一天 1 次,睡前服用咀嚼片。

6.不良反应

不良反应较轻微,通常不须终止治疗。临床试验中,本药治疗组有≥1% 的患者出现与用药有关的腹痛和头痛。

7.禁忌证

对本品任何成分过敏者禁用。

8.药物相互作用

(1)利福平可减少本药的生物利用度。

(2)与苯巴比妥合用时,本药的曲线下面积(AUC)减少大约 40%,但是不推荐调整本药的使用剂量。

(3)本药在推荐剂量下不对下列药物的药动学产生有临床意义的影响,如茶碱、泼尼松、泼尼松龙、口服避孕药(炔雌醇/炔诺酮)、特非那定、地高辛和华法林。

9.注意事项

(1)在医师的指导下可逐渐减少合并使用的吸入性糖皮质激素的剂量,但不应突然停用糖皮质激素。

(2)在减少全身用糖皮质激素的剂量时,偶见嗜酸性粒细胞增多症、血管性皮疹、肺部症状恶化、心脏并发症和神经病变,因此患者在减少全身用糖皮质激素的剂量时应加以注意并做适当的临床监护。

10.特殊人群用药

(1)孕妇应避免使用本品。

(2)哺乳期妇女慎用。

(3)6 个月以下儿童用药的安全性和有效性尚未明确。

(五)扎鲁司特

1.别称

安可来,扎非鲁卡。

2.药理作用

本药为口服的长效高度选择性半胱氨酰白三烯受体阻滞剂,既能拮抗白三烯的促炎症活性,也可拮抗白三烯引起的支气管平滑肌收缩,从而减轻哮喘的有关症状和改善肺功能。使用本品不改变平滑肌对 β_2 受体的反应性,对抗原、阿司匹林、运动及冷空气等所致的支气管收缩痉挛均有良好疗效。

3.药动学

口服吸收良好,血药浓度达峰时间(t_{max})约为 3 小时,但服药 2 小时内便可产生明显的首剂效应。血浆蛋白结合率为 99%。本药主要在肝脏代谢,消除半衰期约为 10 小时。主要经粪便排泄(89%),经尿排泄仅为口服剂量的 10%。

4.适应证

本品用于轻、中度慢性哮喘的预防及长期治疗。对于用 β_2 受体激动药治疗不能完全控制病情的哮喘患者,本品可以作为一线维持治疗。

5.用法与用量

口服,成人及 12 岁以上儿童的起始剂量及维持剂量为一次 20 mg,一天 2 次。根据临床反应,剂量可逐步增加至 40 mg,一天 2 次时疗效更佳。

6.不良反应

头痛、胃肠道反应、皮疹、变态反应(荨麻疹和血管性水肿)、轻微的肢体水肿(极少)、挫伤后出血障碍、粒细胞缺乏症、AST 及 ALT 升高、高胆红素血症;罕见肝衰竭。

7.禁忌证

对本产品及其组分过敏者、肝功能不全者禁用。

8.药物相互作用

(1)在肝脏经 CYP2C9 药酶代谢,并抑制 CYP2C9 的活性,可升高其他 CYP2C9 抑制剂如抗真菌药氟康唑、他汀类调血脂药氟伐他汀的血药浓度。

(2)本品亦可抑制 CYP2D6 的活性,使经该药酶代谢的 β 受体阻滞剂、抗抑郁药和抗精神病药的血药浓度升高。

(3)阿司匹林可使扎鲁司特的血药浓度升高。

（4）与华法林合用可增高华法林的血药浓度，使凝血酶原时间延长。

（5）红霉素、茶碱及特非那定可降低本品的血药浓度。

9.注意事项

（1）如发生血清氨基转移酶升高等肝功能不全的症状或体征，应对患者进行相应的处理。

（2）若出现系统性嗜酸性粒细胞增多，有时临床体征表现为系统性脉管炎，与Churg-Strauss综合征的临床特点相一致，常与减少口服糖皮质激素的用量有关。

（3）本品不适用于解除哮喘急性发作时的支气管痉挛。

（4）不宜用本品突然替代吸入或口服的糖皮质激素治疗。

（5）对于易变性哮喘或不稳定性哮喘的治疗效果尚不明确。

10.特殊人群用药

（1）孕妇、哺乳期妇女慎用。

（2）65岁以上的老年人对本药的清除率降低，但尚无资料证明可导致药物蓄积。服用本药后，老年患者的感染率增加，但症状较轻，主要影响呼吸道，不必终止治疗。

（3）国内的资料指出，12岁以下儿童用药的安全性和有效性尚不明确，不推荐12岁以下的儿童使用。

（六）药物特征比较

1.药物相互作用比较

见表3-10。

表3-10　常用的白三烯受体与有关药物的相互作用

药物	代谢酶	对P450同工酶的影响	药物相互作用
扎鲁司特	CYP2C9	抑制CYP2C9、CYP3A4	抑制华法林的代谢，能延长凝血酶原时间约35%；红霉素、特非那定和茶碱可能降低本品的血药浓度（分别约为40%、54%和30%），但本品不影响这3种药物的浓度；高剂量的阿司匹林可增加本品的血药浓度约45%
孟鲁斯特	CYP3A4 CYP2C9	不影响CYP3A4、2C9、1A2、2A6、2C19、2D6的活性；抑制CYP2C8（体外）	对华法林、特非那定、茶碱、地高辛、泼尼松龙、口服避孕药等的药动学无明显影响；苯巴比妥、利福平等肝药酶诱导剂可降低本品的AUC约40%，应酌情调整剂量；不抑制紫杉醇、罗格列酮、瑞格列奈经CYP2C8代谢

2.不良反应比较

白三烯受体阻滞剂可引起嗜酸性粒细胞增多、血管炎性皮疹、心肺系统异常和末梢神经异常,应予以注意。

(1)色甘酸钠:恶心、口干;偶见皮疹;刺激性咳嗽,偶有排尿困难。

(2)酮替芬:嗜睡、头晕目眩、头痛;口干、恶心;皮疹;体重增加。

(3)孟鲁司特:头痛、睡眠异常;腹痛、恶心、呕吐、消化不良、腹泻;肌肉痉挛、肌痛。

(4)扎鲁司特:出血障碍、粒细胞缺乏;头痛;胃肠道反应、谷丙转氨酶(ALT)及谷草转氨酶(AST)升高、高胆红素血症;荨麻疹和血管性水肿。

(5)曲尼司特:可见红细胞计数及血红蛋白降低、外周嗜酸性粒细胞增多;偶见头痛、眩晕、失眠、嗜睡;少见食欲缺乏、腹痛、恶心、呕吐、腹泻;可见皮疹、全身瘙痒;少见尿频、尿急、血尿。

第三节 镇咳药、祛痰药

一、镇咳药

咳嗽动作是因各种刺激作用于不同的感受器,主要通过迷走神经及运动神经传入中枢神经系统,再经迷走神经及运动神经将信息传向至喉头肌及参与咳嗽动作的骨骼肌等,以完成咳嗽动作。一般把抑制咳嗽反射活动中枢环节的药物称为中枢性镇咳药,如咖啡因、福尔可定及右美沙芬;抑制中枢以外的其他环节者称为外周性镇咳药;有的药物兼有中枢和外周两种作用,如苯丙哌林、喷托维林及复方甘草合剂等。

(一)应用原则与注意事项

1.应用原则

(1)因过敏引起的咳嗽应选用抗过敏药物,如苯海拉明、氯雷他定、西替利嗪等。

(2)因普通感冒、咽喉炎引起的咳嗽,如果咳嗽较轻、干咳、痰量少,可选复方甘草合剂等;如咳嗽剧烈、频繁、夜间加重或已经影响睡眠,可选可待因、右美沙芬等。

2.注意事项

(1)对轻度的咳嗽一般无须应用镇咳药。对于无痰而剧烈的干咳,或有痰且过于频繁的剧烈咳嗽,可适当地应用镇咳药,以缓解咳嗽。

(2)选用镇咳祛痰复方制剂进行治疗时,最好只选一种药物。

(3)含可待因或其他阿片类的镇咳制剂一般不宜给儿童应用,1岁以下的儿童更应完全不用。

(4)当肺癌出现异常痛苦的咳嗽时,可应用吗啡、美沙酮等吗啡受体激动药;但在其他原因所致的咳嗽因可引起痰液潴留、抑制呼吸以及成瘾性,则属禁忌。

(5)妊娠3个月内的妇女忌用右美沙芬,另外磷酸可待因可透过胎盘,使胎儿成瘾,应慎用;磷酸可待因还可自乳汁中排出,哺乳期妇女慎用。

(6)肝功能不全时因肝脏不能将铵离子转化为尿素而容易中毒,此时禁用氯化铵;肾功能不全时也禁用。

(二)可待因

1.别称

甲基吗啡,克斯林,新泰洛其,可非,奥亭。

2.药理作用

本药具有镇咳、抑制支气管腺体的分泌、中枢性镇痛、镇静作用。

3.药动学

本药口服后较易经胃肠道吸收,吸收后主要分布于肺、肝、肾和胰脏中,血浆蛋白结合率约为25%。易透过血-脑屏障,也能透过胎盘屏障。本药在体内经肝脏代谢,半衰期为2.5～4.0小时,其代谢产物主要经肾随尿液排出。

4.适应证

(1)用于各种原因引起的剧烈干咳和刺激性咳嗽(尤其适合于伴有胸痛的剧烈干咳)。

(2)用于中度以上疼痛时镇痛。

(3)用于局麻或全麻时镇静。

5.用法与用量

(1)成人:口服,一次15～30 mg,一天2～3次;极量为一次100 mg,一天250 mg。

(2)儿童:口服,镇痛时一次0.5～1.0 mg/kg,一天3次;镇咳时用量为镇痛剂量的1/3～1/2。

(3)肾功能不全患者:口服,肌酐清除率(Ccr)不低于50 mL/min者不必调整剂量;Ccr 为10～50 mL/min 者给予常规剂量的 75%;Ccr 低于 10 mL/min 者给予常规剂量的 50%。

(4)肝功能不全患者:口服,本药的吗啡样作用时间延长,需要调整剂量,但目前尚无具体的剂量调整方案。

6.不良反应

常见幻想,呼吸微弱、缓慢或不规则,心率或快或慢;少见惊厥,耳鸣,震颤或不能自控的肌肉运动,荨麻疹、瘙痒、皮疹或脸肿等变态反应;长期应用产生依赖性,常用量引起依赖性的倾向较其他吗啡类弱,典型症状为食欲减退、腹泻、牙痛、恶心、呕吐、流涕、寒战、打喷嚏、打呵欠、睡眠障碍、胃痉挛、多汗、衰弱无力、心率增速、情绪激动或原因不明的发热。

7.禁忌证

对本药或其他阿片衍生物类药物过敏者、呼吸困难者、昏迷患者、痰多的患者禁用。

8.药物相互作用

(1)与解热镇痛药合用有协同镇痛作用,可增强止痛效果。

(2)与抗胆碱药合用可加重便秘或尿潴留等不良反应。

(3)与美沙酮或其他吗啡类药合用可加重中枢性呼吸抑制作用。

(4)在服用本药的 14 天内若同时给予单胺氧化酶抑制药,可导致不可预见的、严重的不良反应。

(5)与西咪替丁合用能诱发精神错乱、定向力障碍和呼吸急促。

9.注意事项

(1)本药属麻醉药,使用应严格遵守国家麻醉药品管理条例。

(2)本药不能静脉给药。口服给药宜与食物或牛奶同服,以避免胃肠道反应。

(3)由于本药能抑制呼吸道腺体分泌和纤毛运动,故对有少量痰液的剧烈咳嗽宜合用祛痰药。

(4)药物过量的处理:①对呼吸困难者应给予吸氧,对呼吸停止者应给予人工呼吸;②经诱导呕吐或洗胃使胃内药物排出;③给予阿片拮抗药(如纳洛酮单剂量 400 μg,静脉给药);④给予静脉补液和/或血管升压药。

10.特殊人群用药

本药可透过胎盘,使胎儿成瘾,引起新生儿的戒断症状(如过度啼哭、打喷嚏、打呵欠、腹泻、呕吐等)。美国 FDA 对本药的妊娠安全性分级为 C 级,如果长时期或高剂量使用则为 D 级。本药可经乳汁分泌,有导致新生儿肌力减退和呼吸抑制的危险,哺乳期妇女应慎用。

(三)福尔可定

1.别称

奥斯灵,澳特斯,福必安,福可定,吗啉吗啡。

2.药理作用

本药为中枢性镇咳药,可选择性地作用于延髓咳嗽中枢,并有镇静和镇痛作用。

3.药动学

口服吸收良好,生物利用度约为 40%,血浆蛋白结合率约为 10%。代谢及消除缓慢,消除半衰期约为 37 小时。

4.适应证

用于剧烈干咳和中等程度的疼痛。

5.用法与用量

口服,成人每次 5～10 mg,每天 3 次。儿童 5 岁以上的儿童每次 2.5～5.0 mg,每天 3 次;1～5 岁的儿童每次 2.0～2.5 mg,每天 3 次。极量为每天 60 mg。

6.不良反应

偶见恶心、嗜睡等;大剂量可引起烦躁不安及运动失调。

7.禁忌证

对本药有耐受性者,痰多及患有严重的高血压、冠心病的患者禁用。

8.药物相互作用

与单胺氧化酶抑制剂合用可致血压升高,故两药禁止合用。

9.注意事项

(1)避免将本药与其他拟交感神经药(如食欲抑制药、苯丙胺、抗高血压药及其他抗组胺药)合用。

(2)长期使用可致依赖性。

(3)严重的肝、肾功能损害者需调整剂量。

10.特殊人群用药

妊娠期间服用本药的安全性尚未确立,故孕妇慎用。

(四)右美沙芬

1.别称

洛顺,普西兰,瑞凯平,双红灵,可乐尔。

2.药理作用

本药通过抑制延髓咳嗽中枢而发挥中枢性镇咳作用。无镇痛作用,长期应用未见耐受性和成瘾性。治疗剂量不抑制呼吸。

3.药动学

口服吸收良好,15～30分钟起效,作用持续3～6小时;皮下或肌内注射后吸收迅速,镇咳作用的平均起效时间为30分钟。本药在肝脏代谢,原形药及代谢物主要由肾脏排泄。

4.适应证

用于干咳,适用于感冒、咽喉炎以及其他上呼吸道感染时的咳嗽。

5.用法与用量

(1)成人:一次10～15 mg,一天3～4次。

(2)儿童:①一般用法,2岁以下儿童的剂量未定;2～6岁一次2.5～5.0 mg,一天3～4次;6～12岁一次5～10 mg,一天3～4次。②咀嚼片,一天1 mg/kg,分3～4次服用。③糖浆剂,2～3岁一次4.50～5.25 mg,一天3次;4～6岁一次6.0～7.5 mg,一天3次;7～9岁一次7.5～9.0 mg,一天3次;10～12岁一次10.5～12.0 mg,一天3次。

6.不良反应

头晕、头痛、嗜睡、易激动、嗳气、食欲减退、便秘、恶心、皮肤过敏,停药后上述反应可自行消失。过量可引起神志不清、支气管痉挛、呼吸抑制。

7.禁忌证

对本药过敏者、有精神病病史者、正服用单胺氧化酶抑制剂的患者、妊娠早期妇女禁用。

8.药物相互作用

(1)胺碘酮可提高本药的血药浓度。

(2)与氟西汀、帕罗西汀合用可加重本药的不良反应。

(3)与单胺氧化酶抑制药合用时可出现痉挛、反射亢进、异常发热、昏睡等症状。

(4)与阿片受体阻滞剂合用可出现戒断综合征。

(5)乙醇可增强本药的镇静及中枢抑制作用。

9.注意事项

(1)本药的缓释片不要掰碎服用,缓释混悬液服用前应充分摇匀。

(2)用药后的患者应避免从事高空作业和汽车驾驶等操作。

（3）毒性剂量会引起嗜睡、共济失调、眼球震颤、惊厥、癫痫发作等。对此可采取吸氧、输液、排出胃内容物等，必要时静脉注射盐酸纳洛酮 0.005 mg/kg 以对抗抑郁，癫痫发作时可用短效巴比妥类药物。

10.特殊人群用药

（1）孕妇及哺乳期妇女：有资料表明本药可影响早期胎儿的发育，故妊娠早期妇女禁用，妊娠中、晚期孕妇慎用。美国 FDA 对本药的妊娠安全性分级为 C 级。哺乳期妇女慎用。

（2）老年人：剂量酌减。

（五）苯丙哌林

1.别称

咳快好，科福乐，咳哌宁，可立停，刻速清。

2.药理作用

本品为非麻醉性镇咳药，主要阻断肺及胸膜感受器的传入感觉神经冲动，同时也直接对镇咳中枢产生抑制作用，并具有罂粟碱样平滑肌解痉作用。

3.药动学

口服易吸收，服后 15～20 分钟生效，作用持续 4～7 小时。本药缓释片吸收进入血液的速度与体内代谢的速度相当，且释放速度与吸收同步。

4.适应证

本品用于治疗感染（包括急、慢性支气管炎）、吸烟、刺激物、过敏等原因引起的咳嗽，对刺激性干咳效佳。

5.用法与用量

口服，一次 20～40 mg（以苯丙哌林计），一天 3 次；缓释片为一次 40 mg（以苯丙哌林计），一天 2 次。

6.不良反应

服药后可出现一过性口、咽部发麻的感觉，偶有口干、头晕、嗜睡、食欲缺乏、胃部烧灼感、全身疲乏、胸闷、腹部不适、皮疹等。

7.禁忌证

对本药过敏者禁用。

8.药物相互作用

尚不明确。

9.注意事项

（1）因本药对口腔黏膜有麻醉作用，故服用片剂时宜吞服或用温水冲溶后口服,切勿嚼碎。

（2）服药期间若出现皮疹,应停药。

10.特殊人群用药

（1）动物实验虽未发现致畸作用,但本药在妊娠期间的用药安全性尚未确定,孕妇应慎用。虽未见本药在乳汁中排出的报道,但哺乳期妇女应慎用。

（2）儿童用药时酌情减量。

（六）喷托维林

1.别称

咳必清,鲁明贝宁,托克拉斯,枸橼酸维静宁,维静宁。

2.药理作用

本药为人工合成的非成瘾性中枢性镇咳药,对咳嗽中枢有选择性抑制作用。除对延髓的呼吸中枢有直接抑制作用外,还有微弱的阿托品样作用和局麻作用,吸收后可轻度抑制支气管内感应器,减弱咳嗽反射,并可使痉挛的支气管平滑肌松弛,降低气道阻力,故兼有末梢镇咳作用。其镇咳作用的强度约为可待因的1/3。

3.药动学

口服易吸收,在20～30分钟内起效,一次给药作用可持续4～6小时。药物吸收后部分由呼吸道排出。

4.适应证

本品适用于多种原因（如急、慢性支气管炎等）引起的无痰干咳,也可用于百日咳。

5.用法与用量

（1）成人:口服,一次25 mg,一天3～4次。

（2）儿童:5岁以上一次6.25～12.5 mg,一天2～3次。

6.不良反应

药物的阿托品样作用偶可导致轻度头晕、头痛、嗜睡、眩晕、口干、恶心、腹胀、便秘及皮肤过敏等不良反应。

7.禁忌证

呼吸功能不全者、心力衰竭患者、因尿道疾病而致尿潴留者、孕妇、哺乳期妇女禁用。

8.药物相互作用

马来酸醋奋乃静、异戊巴比妥、溴哌利多、溴苯那敏、布克力嗪、丁苯诺啡、丁螺环酮、水合氯醛等可增加本药的中枢神经系统和呼吸系统抑制作用。

9.注意事项

(1)痰多者使用本药宜与祛痰药合用。

(2)服药后禁止驾车及操作机器。

(3)药物过量可出现阿托品中毒样反应,如烦躁不安、癫痫样发作、精神错乱等,还可见面部及皮肤潮红、瞳孔散大、对光反射消失、腱反射亢进等症状。

10.特殊人群用药

(1)儿童用药时酌情减量。

(2)孕妇、哺乳期妇女禁用。

(七)复方甘草合剂

1.别称

复方甘草(合剂),布拉崭,阿片酊,甘草流浸膏,八角茴香油。

2.药理作用

本品中的甘草流浸膏为保护性祛痰剂;酒石酸锑钾为恶心性祛痰药;复方樟脑酊为镇咳药;甘油、浓氨溶液、乙醇均为辅料,可保持制剂稳定,防止沉淀生成及析出。

3.药动学

尚不明确。

4.适应证

本品可用于治疗上呼吸道感染、支气管炎和感冒时所产生的咳嗽及咳痰不爽。

5.用法与用量

口服,一次5~10 mL,一天3次,服时振摇。

6.不良反应

轻微的恶心、呕吐反应。

7.禁忌证

(1)孕妇及哺乳期妇女禁用。

(2)对本品过敏者禁用。

8.药物相互作用

(1)服用本品时注意避免同时服用强力镇咳药。

(2)如正在服用其他药品,使用本品前请咨询医师或药师。

9.注意事项

(1)若本品服用1周症状未缓解,请咨询医师。

（2）胃炎及胃溃疡患者慎用。

（3）如服用过量或发生严重不良反应时应立即就医。

（4）慢性阻塞性肺疾病（COPD）合并肺功能不全者慎用。

（5）请将此药品放在儿童不能接触的地方。

10.特殊人群用药

（1）孕妇及哺乳期妇女禁用。

（2）儿童用量请咨询医师或药师，儿童必须在成人的监护下使用。

（八）药物特征比较

1.药理作用比较

上述镇咳药物因结构和剂型不同，其药理作用特征各异，具体药物的药理作用特点详见表 3-11。

表 3-11　镇咳药物的药理作用比较

药理作用	可待因	福尔可定	右美沙芬	苯丙哌林	喷托维林
延髓咳嗽中枢	＋＋＋	＋＋＋	＋＋＋	＋＋＋＋ （可待因的 2～4 倍）	＋
支气管内感应器	－	－	－	＋	＋＋
支气管腺体	＋	＋	＋	－	－
支气管平滑肌	－	－	－	＋＋	＋
呼吸中枢	＋＋	＋			＋
镇痛	＋＋ （吗啡的 1/10～1/7）	＋＋	－		

注：＋代表作用强度；－代表未有相应的药理作用。

2.主要不良反应比较

镇咳药物的中枢神经系统不良反应多见，如亢奋、眩晕、嗜睡、头痛、神志模糊、疲劳等；消化系统症状也较多见，如胃部不适、恶心、便秘等。

（1）可待因：心理变态或幻想，长期应用可引起药物依赖性；呼吸微弱、缓慢或不规则；恶心、呕吐，大剂量服药后可发生便秘；心律失常；瘙痒、皮疹或颜面肿胀。

（2）福尔可定：嗜睡，大剂量可引起烦躁不安及运动失调，长期使用可致依赖性；恶心。

（3）右美沙芬：常见亢奋，有时出现头痛、头晕、失眠，偶见轻度嗜睡；偶有抑制呼吸现象；常见胃肠道紊乱，少见恶心、呕吐、便秘、口渴；皮疹。

（4）苯丙哌林：头晕、嗜睡；口干、食欲缺乏、胃部灼烧感、腹部不适；皮疹。

（5）喷托维林：轻度头晕、头痛、嗜睡、眩晕；口干、恶心、腹胀、便秘；皮肤过敏。

二、祛痰药

在正常情况下，呼吸道内不断有小量分泌物生成，形成一薄层黏液，起到保护作用，并参与呼吸道的清除功能。在呼吸道炎症等病理情况下，分泌物发生质和量的改变，刺激黏膜下感受器使咳嗽加重；大量痰液还可阻塞呼吸道引起气急，甚至窒息；由于痰液是良好的培养基，有利于病原体滋生引起继发性感染，此时促使痰液排出就是重要的治疗措施之一。

祛痰药主要包括黏液溶解药及刺激性祛痰药（又称恶心性祛痰药）。前者使痰液中的黏性成分分解或黏度下降，使痰易于排出，如溴己新、氨溴索、乙酰半胱氨酸、羧甲司坦等；后者刺激胃黏膜反射性引起气道分泌较稀的黏液稀化痰液，使痰易于排出，如氯化铵、远志等。

（一）应用原则与注意事项

1.应用原则

普通感冒、喉炎引起的咳嗽一般以干咳多见，即使有痰，也一般为透明、白色或水样痰；如痰液为黄、棕色和绿色则表明存在细菌感染；咳粉红色泡沫痰则表明可能存在心脏病，咳嗽伴咯血或痰中带血可能为支气管扩张、肺结核或肺癌。应根据不同疾病的痰液特点选择祛痰药，如黏稠痰或痰量较多可选氨溴索或桃金娘油，如有脓性痰则应选用乙酰半胱氨酸或糜蛋白酶。

2.注意事项

（1）祛痰药大多仅对咳痰症状有一定作用，在使用时还应注意咳嗽、咳痰的病因。

（2）黏液溶解药不可与强镇咳药合用，因为会导致稀化的痰液堵塞气道。

（3）祛痰药基本都对胃黏膜有刺激作用，胃炎及胃溃疡患者应慎用。

（二）溴己新

1.别称

必咳平，赛维，必消痰，傲群，亿博新。

2.药理作用

本药是从鸭嘴花碱得到的半合成品，具有减少和断裂痰液中黏多糖纤维的作用，使痰液黏度降低、痰液变薄、易于咳出。还能抑制黏液腺和杯状细胞中酸性糖蛋白的合成,使痰液中的唾液酸(酸性黏多糖的成分之一)含量减少,痰液黏度下降,有利于痰咳出。此外,本药的祛痰作用尚与其促进呼吸道黏膜的纤毛运动及具有恶心性祛痰作用有关。

3.药动学

本药口服吸收迅速而完全,1 小时血药浓度达峰值,并在肝脏中广泛代谢,消除半衰期为6.5 小时。口服本药后的 24 小时内和 5 天内,经尿液排出的药量大约分别为口服量的 70%和 88%,其中大部分为代谢物形式,仅少量为原形。另有少许经粪便排出。

4.适应证

本品主要用于治疗急、慢性支气管炎,肺气肿,哮喘,支气管扩张,硅沉着病等痰液黏稠而不易咳出的症状。

5.用法与用量

(1)成人。①口服给药:一次 8～16 mg,一天 3 次。②肌内注射:一次 4～8 mg,一天 2 次。③静脉注射:一次 4～8 mg,加入 25%葡萄糖注射液 20～40 mL中缓慢注射。④静脉滴注:一次4～8 mg,加入 5%葡萄糖注射液 250 mL中滴入。⑤气雾吸入:0.2%溶液一次 0.2 mL,一天 1～3 次。

(2)儿童:口服给药,一次 4～8 mg,一天 3 次。

6.不良反应

(1)轻微的不良反应有头痛、头昏、恶心、呕吐、胃部不适、腹痛、腹泻,减量或停药后可消失。

(2)严重的不良反应有皮疹、遗尿。

(3)使用本药期间可有血清氨基转移酶一过性升高的现象。

7.禁忌证

对本药过敏者禁用。

8.药物相互作用

本药能增加四环素类抗生素在支气管中的分布浓度,合用可增强抗菌疗效。

9.注意事项

(1)本药宜在饭后服用。

(2)国外有多种与抗生素联合制成的复方制剂,对急、慢性支气管炎,肺炎,扁桃体炎,咽炎等呼吸道感染疾病的疗效比单用抗生素好。

10.特殊人群用药

孕妇及哺乳期妇女慎用。

(三)氨溴索

1.别称

沐舒坦,菲得欣,伊诺舒,兰勃素,美舒咳。

2.药理作用

本药为溴己新在人体内的代谢产物,为黏液溶解剂,作用比溴己新强。能增加呼吸道黏膜浆液腺的分泌,减少和断裂痰液中的黏多糖纤维,使痰液黏度降低,痰液变薄,易于咳出。本药还可激活肺泡上皮Ⅱ型细胞合成表面活性物质,降低黏液的附着力,改善纤毛与无纤毛区的黏液在呼吸道中的输送,以利于痰液排出,达到廓清呼吸道黏膜的作用,直接保护肺功能。另外,本药有一定的止咳作用,镇咳作用相当于可待因的1/2。

3.药动学

本药口服吸收迅速而完全,0.5～3.0小时血药浓度达峰值。主要分布于肺、肝、肾中,血浆蛋白结合率为90%,生物利用度为70%～80%。本药主要在肝脏代谢,90%由肾脏清除,半衰期约为7小时。

4.适应证

本品适用于急、慢性呼吸系统疾病(如急、慢性支气管炎,支气管哮喘,支气管扩张,肺结核,肺气肿,肺尘埃沉着症等)引起的痰液黏稠、咳痰困难。本药注射剂亦可用于术后肺部并发症的预防性治疗及婴儿呼吸窘迫综合征(IRDS)的治疗。

5.用法与用量

(1)成人。①片剂、胶囊、口服液:一次30 mg,一天3次,餐后口服。长期服用可减为一天2次。②缓释胶囊:一次75 mg,一天1次,餐后口服。③雾化吸入:一次15～30 mg,一天3次。④静脉注射:一次15 mg,一天2～3次,严重病例可以增至一次30 mg。每15 mg用5 mL无菌注射用水溶解,注射应缓慢。⑤静脉滴注:使用本药的氯化钠或葡萄糖注射液,一次30 mg,一天2次。

(2)儿童。①口服溶液:12岁以上的儿童一次30 mg,一天3次;5～12岁一次15 mg,一天3次;2～5岁一次7.5 mg,一天3次;2岁以下的儿童一次7.5 mg,一天2次。餐后口服,长期服用者可减为一天2次。②缓释胶囊:按一天1.2～1.6 mg/kg计算。③静脉注射:术后肺部并发症的预防性治疗,12岁以上一次15 mg,一天2～3次,严重病例可以增至一次30 mg;6～12岁一次15 mg,一天2～3次;2～6岁一次7.5 mg,一天3次;2岁以下一次7.5 mg,一天2次。以上注射均应缓慢。婴儿呼吸窘迫综合征,一天30 mg/kg,分4次给药,应使用注射泵给药,静脉注射时间至少为 5 分钟。④静脉滴注:12 岁以上的儿童一次 30 mg,一天 2 次。

6.不良反应

(1)中枢神经系统:罕见头痛及眩晕。

(2)胃肠道:可见上腹部不适、食欲缺乏、腹泻,偶见胃痛、胃部灼热、消化不良、恶心、呕吐。

(3)变态反应:极少数患者有皮疹,罕见血管性水肿,极少数病例出现严重的急性变态反应。

(4)其他:本药通常有良好的耐受性,有报道显示快速静脉注射可引起腰部疼痛和疲乏无力感。

7.禁忌证

对本药过敏者禁用。

8.药物相互作用

(1)本药与抗生素(如阿莫西林、阿莫西林/克拉维酸、氨苄西林、头孢呋辛、红霉素等)合用可升高后者在肺组织内的分布浓度,有协同作用。

(2)本药与 β_2 肾上腺素受体激动剂、茶碱等支气管扩张药合用时有协同作用。

9.注意事项

(1)本药注射液不宜与碱性溶液混合,在 pH＞6.3 的溶液中可能会导致产生氨溴索游离碱沉淀。

(2)避免同服阿托品类药物。

(3)避免联用强力镇咳药,因咳嗽反射受抑制时易出现分泌物阻塞。

10.特殊人群用药

建议妊娠早期的妇女不予采用,妊娠中、晚期的妇女慎用。本药可进入乳汁中,哺乳期妇女慎用。

(四)乙酰半胱氨酸

1.别称

富露施,美可舒,莫咳,痰易净,易咳净。

2.药理作用

本药为黏液溶解剂,具有较强的黏液溶解作用。其分子中所含的巯基(—SH)能使痰液中糖蛋白多肽链的二硫键(—S—S—)断裂,从而降低痰液的黏滞性,并使痰液化而易咳出。本药还能使脓性痰液中的 DNA 纤维断裂,因此不仅能溶解白色黏痰,也能溶解脓性痰。对于一般祛痰药无效的患者,使用本药仍可有效。

3.药动学

本药喷雾吸入后在 1 分钟内起效,5～10 分钟作用最大。吸收后在肝内经脱乙酰基代谢生成半胱氨酸。

4.适应证

(1)用于大量黏痰阻塞而引起的呼吸困难,如急性和慢性支气管炎、支气管扩张、肺结核、肺炎、肺气肿以及手术等引起的痰液黏稠、咳痰困难。

(2)还可用于对乙酰氨基酚中毒的解救。

(3)也可用于环磷酰胺引起的出血性膀胱炎的治疗。

5.用法与用量

(1)喷雾吸入:用于黏痰阻塞的非急救情况下,以 0.9% 氯化钠溶液配成 10% 溶液喷雾吸入,一次 1～3 mL,一天 2～3 次。

(2)气管滴入:用于黏痰阻塞的急救情况下,以 5% 溶液经气管插管或直接滴入气管内,一次 1～2 mL,一天 2～6 次。

(3)口服给药。①祛痰:一次 200～400 mg,一天 2～3 次。②对乙酰氨基酚中毒:应尽早用药,在中毒后的 10～12 小时内服用最有效。开始 140 mg/kg,然后一次 70 mg/kg,每 4 小时1 次,共用 17 次。

6.不良反应

对呼吸道黏膜有刺激作用,可引起呛咳、支气管痉挛;水溶液的硫化氢臭味可致恶心、呕吐;偶可引起咯血。

7.禁忌证

对本药过敏者、支气管哮喘、严重的呼吸道阻塞、严重的呼吸功能不全的老年患者禁用。

8.药物相互作用

(1)与异丙肾上腺素合用或交替使用时可提高本药疗效,减少不良反应的发生。

(2)与硝酸甘油合用可增加低血压和头痛的发生。

(3)酸性药物可降低本药的作用。

(4)本药能明显增加金制剂的排泄。

(5)本药能减弱青霉素、四环素、头孢菌素类药物的抗菌活性,因此不宜与这些药物合用,必要时可间隔 4 小时交替使用。

9.注意事项

(1)本药与碘化油、糜蛋白酶、胰蛋白酶有配伍禁忌。

(2)避免同时服用强力镇咳药。

(3)用药后如遇恶心、呕吐可暂停给药,支气管痉挛可用异丙肾上腺素缓解。

(4)本药不宜与金属(铁、铜等)、橡皮、氧化剂及氧气接触,因此喷雾器应用玻璃或塑料制作。

10.特殊人群用药

(1)孕妇及哺乳期妇女:孕妇慎用,尤其是妊娠早期妇女。美国 FDA 对本药的妊娠安全性分级为 B 级。对哺乳的影响尚不明确。

(2)儿童:依年龄酌情增减。

(五)羧甲司坦

1.别称

贝莱,卡立宁,康普利,美咳,强利痰灵。

2.药理作用

本药为黏液稀化药,作用与溴己新相似,主要在细胞水平上影响支气管腺体分泌,可使黏液中黏蛋白的二硫键断裂,使低黏度的涎黏蛋白分泌增加,而高黏度的岩藻黏蛋白产生减少,从而使痰液的黏滞性降低,有利于痰液排出。

3.药动学

本药口服起效快,服后 4 小时即可见明显疗效。广泛分布到肺组织中,最后以原形和代谢产物的形式经尿液排出。

4.适应证

(1)用于慢性支气管炎、慢性阻塞性肺疾病及支气管哮喘等疾病引起的痰液稠厚、咳痰或呼吸困难以及痰阻气管所致的肺通气功能不全等。亦可用于防治手术后咳痰困难和肺部并发症。

(2)还可用于小儿非化脓性中耳炎,有一定的预防耳聋的效果。

5.用法与用量

(1)成人:口服,片剂、口服液一次 250～750 mg,一天 3 次;糖浆一次 500～600 mg,一天3 次;泡腾片一次 500 mg,一天 3 次。用药时间最长为 10 天。

(2)儿童:2～4 岁一次 100 mg,一天 3 次;5～8 岁一次 200 mg,一天 3 次。

6.不良反应

偶有轻度头晕、食欲缺乏、恶心、腹泻、胃痛、胃部不适、胃肠道出血和皮疹等。

7.禁忌证

对本药过敏者、消化性溃疡活动期患者禁用。

8.药物相互作用

与强镇咳药合用会导致稀化的痰液堵塞气道。

9.注意事项

本药的泡腾散或泡腾片宜用温开水溶解后服用。

10.特殊人群用药

(1)孕妇及哺乳期妇女:孕妇用药应权衡利弊,哺乳期妇女不宜使用。

(2)儿童:2岁以下儿童用药的安全性尚未确定,应慎用。

(六)糜蛋白酶

1.别称

α糜蛋白酶,胰凝乳蛋白酶。

2.药理作用

本药是由牛胰中分离制得的一种蛋白分解酶类药,作用与胰蛋白酶相似,能促进血凝块、脓性分泌物和坏死组织等的液化清除。本药具有肽链内切酶及脂酶的作用,可将蛋白质大分子的肽链切断,成为分子量较小的肽,或在蛋白分子肽链端上作用,使氨基酸分离,并可将某些脂类水解。通过此作用能使痰中的纤维蛋白和黏蛋白等水解为多肽或氨基酸,使黏稠的痰液液化,易于咳出,对脓性或非脓性痰都有效。

3.药动学

未进行该项实验且无可靠的参考文献。

4.适应证

(1)用于眼科手术以松弛睫状韧带,减轻创伤性虹膜睫状体炎。

(2)也用于创伤或手术后伤口愈合、抗炎及防止局部水肿、积血、扭伤血肿、乳房手术后水肿、中耳炎、鼻炎等。

(3)还用于慢性支气管炎、支气管扩张、肺脓肿等。

5.用法与用量

喷雾吸入,用于液化痰液,可制成0.05%溶液雾化吸入。

6.不良反应

(1)血液:可造成凝血功能障碍。

（2）眼：眼科局部用药一般不引起全身性不良反应，但可引起短期眼压增高，导致眼痛、眼色素膜炎和角膜水肿，这种青光眼症状可持续1周后消退；还可导致角膜线状浑浊、玻璃体疝、虹膜色素脱落、葡萄膜炎及创口裂开或延迟愈合等。

（3）其他：①肌内注射偶可致过敏性休克。②可引起组胺释放，导致局部注射部位疼痛、肿胀。

7.禁忌证

（1）对本药过敏者禁用。

（2）20岁以下的患者（因晶状体囊膜玻璃体韧带相连牢固，眼球较小，巩膜弹性强，应用本药可致玻璃体脱出）禁用。

（3）眼压高或伴有角膜变性的白内障患者，以及玻璃体有液化倾向者禁用。

（4）严重的肝肾疾病、凝血功能异常及正在应用抗凝药者禁用。

8.药物相互作用

尚不明确。

9.注意事项

（1）本药肌内注射前需做过敏试验，不可静脉注射。

（2）本药对视网膜有较强的毒性，由于可造成晶状体损坏，应用时勿使药液透入玻璃体内。

（3）本药遇血液迅速失活，因此在用药部位不得有未凝固的血液。

（4）对本药引起的青光眼症状，于术后滴用β肾上腺素受体阻滞剂（如噻吗洛尔）或口服碳酸酐酶抑制药（如乙酰唑胺）可能会缓解。

（5）由于超声雾化后本药的效价下降明显，因此超声雾化的吸入时间以控制在5分钟内为宜。

10.特殊人群用药

孕妇及哺乳期妇女用药的安全性尚不明确。

（七）标准桃金娘油

1.别称

吉诺通，稀化黏素。

2.药理作用

本药为桃金娘科树叶的标准提取物，是一种脂溶性挥发油，具有溶解黏液、刺激腺体分泌、促进呼吸道黏膜纤毛摆动、加速液体流动、促进分泌物排出等作用。可改善鼻黏膜的酸碱环境，促进鼻黏膜上皮组织结构的重建和功能的恢复。

此外,本药还具有消炎作用,能通过减轻支气管黏膜肿胀而起到舒张支气管的作用。亦有抗菌和杀菌作用。

3.药动学

口服后从小肠吸收,大部分由肺及支气管排出。

4.适应证

(1)用于急、慢性气管炎,支气管扩张,肺气肿,硅沉着病,鼻窦炎等痰液黏稠或排痰困难者。

(2)还可用于支气管造影术后,以利于造影剂的排出。

5.用法与用量

(1)胶囊:口服,一次300 mg,一天2～3次,7～14天为1个疗程。若疗效不佳,观察3天后停药。

(2)肠溶胶囊:口服。①急性病患者:一次300 mg,一天3～4次;②慢性病患者:一次300 mg,一天2次,最后一次剂量最好在晚上临睡前服用,以利于夜间休息;③支气管造影后:服用240～360 mg可帮助造影剂的咳出。

6.不良反应

偶有恶心、胃部不适等不良反应。

7.禁忌证

对本药过敏者禁用。

8.药物相互作用

尚不明确。

9.注意事项

(1)本药不可用热水送服,应用温凉水于餐前半小时空腹服用。

(2)本药的肠溶胶囊不可打开或嚼碎后服用。

10.特殊人群用药

(1)孕妇及哺乳期妇女:孕妇慎用;对哺乳的影响尚不明确。

(2)儿童:4～10岁的儿童服用儿童用剂型,用法同成人。

(八)药物特征比较

1.药理作用比较

祛痰药物因种类不同,其药理作用特征各异,具体药物的药理作用特点详见表3-12。

表 3-12　祛痰药的药理作用比较

药理作用	溴己新	氨溴索	乙酰半胱氨酸	羧甲司坦	氯化铵	糜蛋白酶	标准桃金娘油
减少和断裂痰液中的黏多糖纤维	+++	+++	++++	++	-	+++	++
抑制黏液腺分泌	++	+++	-	+++	++	-	-
促进呼吸道黏膜的纤毛运动	+	+	-	-	-	-	++
刺激胃黏膜迷走神经末梢	+	-	-	-	++	-	-
激活肺泡上皮Ⅱ型细胞合成表面活性物质	-	+	-	-	-	-	-
镇咳	-	++ (可待因的1/2)	-	-	-	-	-
脓性痰	-	-	++	-	-	++	-
抗炎	-	-	-	-	-	-	+

注:+代表作用强度;—代表未有相应的药理作用。

2.主要不良反应比较

(1)溴己新:恶心、呕吐、胃部不适、腹痛、腹泻,头痛、头昏,遗尿,皮疹。

(2)氨溴索:上腹部不适、食欲缺乏、腹泻,偶见胃痛、胃部灼热、消化不良、恶心、呕吐;罕见头痛及眩晕;皮疹,罕见血管性水肿。

(3)乙酰半胱氨酸:恶心、呕吐、胃炎;可引起呛咳、支气管痉挛,偶可引起咯血;国外有引起眩晕、癫痫等的报道;皮疹。

(4)羧甲司坦:食欲缺乏、恶心、腹泻、胃痛、胃部不适、胃肠道出血;偶有轻度头晕;皮疹。

(5)氯化铵:恶心、呕吐;头痛、进行性嗜睡、精神错乱、定向力障碍、焦虑;偶见暂时性多尿和酸中毒。

(6)糜蛋白酶:凝血功能障碍;肌内注射偶可致过敏性休克。

(7)标准桃金娘油:恶心、胃部不适。

第四章 循环系统药物

第一节 抗高血压药

高血压是危害人类健康的常见病。一般认为,在安静休息时,成年人血压持续高于 18.7/12.0 kPa(140/90 mmHg)者即为高血压。绝大部分高血压病因不明,称为原发性高血压或高血压病;少数高血压有因可查,称为继发性高血压或症状性高血压。无论原发性高血压或继发性高血压,其共同的病理基础是小动脉痉挛性收缩,周围血管阻力增加,从而使血压升高。应用抗高血压药来降低血压虽不能解决高血压的病因治疗问题,但及时而恰当地进行降压,确能减轻因高血压引起的头痛、头昏、心悸、失眠等症状,并可减少由于持续性的高血压所引起的心、脑、肾等重要生命器官的功能障碍和器质性病变。因此,合理应用抗高血压药仍然是目前治疗高血压的重要措施之一。

一、常用抗高血压药

(一)利尿药

1.氢氯噻嗪

(1)降压作用与应用:以本品为代表的噻嗪类利尿药是利尿降压药中最常用的一类。大规模临床试验表明,本类药可降低高血压并发症如脑卒中和心力衰竭的发病率和病死率。利尿药降低血管阻力最可能的作用机制是持续地降低体内 Na^+ 浓度及降低细胞外液容量。平滑肌细胞内 Na^+ 浓度降低可能导致细胞内 Ca^{2+} 浓度降低,从而使血管平滑肌对缩血管物质的反应性减弱。单独应用噻嗪类利尿药作降压治疗时,剂量应尽可能小,超过 25 mg 时降压作用并不一定增强,反而可能使不良反应发生率增加。长期大量使用除引起电解质紊乱外,尚对脂质代谢、糖代谢产生不良影响。本类药物是治疗高血压的基础药物之一,可单独应用治疗轻度高血压,但多与其他抗高血压药合用治疗中、重度高血压,以减少其他抗高血压药的剂量,减少不良反应。单用噻嗪类抗高血压药治疗,尤其是长期使用时,应合并使用留钾利尿药或合用血管紧张素转换酶抑制药,以减少 K^+ 的排出。

(2)用法与用量。口服:1 天 25~100 mg,分早、晚 2 次分服,见效后酌减,维持量 1 天 25~50 mg。单独使用噻嗪类作降压治疗时,剂量应尽量小,使用 <12.5 mg 的剂量即有降压作用,不宜超过 25 mg。

2.螺内酯

螺内酯、氨苯蝶啶均为留钾利尿药,它们的降压作用强度与噻嗪类相似,优点是降压时不引起低钾血症、高血糖症与高尿酸血症,也不影响血脂水平,但有可能致高钾血症,故肾功能受损者不宜应用。可作为治疗高血压的辅助药物或对抗其他利尿药的失钾作用及发挥协同利尿作用。

(二)钙离子通道(简称钙通道)阻滞剂

硝苯地平为其代表药物,可通过抑制钙离子内流,使细胞内钙离子浓度降低,导致小动脉扩张,总外周血管阻力下降而降低血压。由于周围血管扩张,可引起交感神经活性反射性增强而引起心率加快。用于轻、中、重度高血压,亦适用于合并有心绞痛、肾脏疾病、糖尿病、哮喘、高脂血症及恶性高血压的患者。目前多推荐使用缓释片剂,以减轻迅速降压造成的反射性交感活性增加。

临床用于抗高血压药的钙通道阻滞药还有非洛地平、复方非洛地平、左旋氨氯地平、尼索地平、乐卡地平、西尼地平、巴尼地平、贝尼地平、伊拉地平、尼伐地平、尼卡地平、马尼地平、苄普地尔、维拉帕米、地尔硫草等。

(三)肾上腺素受体阻断药

1.β 受体阻断药

普萘洛尔为常见 β 受体阻断药。普萘洛尔为非选择性 β 受体阻断药,对 $β_1$ 受体和 $β_2$ 受体具有相同的亲和力,缺乏内在拟交感活性。通过多种机制产生降压作用,即减少心排血量,抑制肾素释放,在不同水平抑制交感神经系统活性(中枢部位、压力感受性反射及外周神经水平)和增加前列环素的合成等。用于各种程度的原发性高血压,可作为抗高血压药的首选药单独应用,也可与其他抗高血压药合用。对心排血量及肾素活性偏高者疗效较好,高血压伴有心绞痛、偏头痛、焦虑症等选用本类药较为合适。

临床用于抗高血压的 β 受体阻断药还有阿替洛尔、美托洛尔等。

2.α、β 受体阻断药

卡维地洛为常见 α、β 受体阻断药，阻断 β 受体的同时具有舒张血管作用。口服首过消除显著，生物利用度约 30%，药效维持可达 24 小时。不良反应与普萘洛尔相似，但不影响血脂代谢。用于治疗轻、中度高血压或伴有肾功能不全、糖尿病的高血压患者。

(四)血管紧张素转化酶抑制药

血管紧张素转化酶(ACE)抑制药的应用是抗高血压药物治疗学上的一大进步。该类药能抑制 ACE 活性，使血管紧张素 II (Ang II)的生成减少以及缓激肽的降解减少，扩张血管，降低血压。该类药不仅具有良好的降压效果，对高血压患者的并发症及一些伴发疾病亦具有良好影响。该类药物亦作为伴有糖尿病、左心室肥厚、左心功能障碍及急性心肌梗死的高血压患者的首选药物。因阻断醛固酮，可以增强利尿药的作用。有轻度潴留 K^+ 的作用，这对有高钾血症倾向的患者尤应注意。血管神经性水肿是该类药少见而严重的不良反应。服药后患者发生顽固性咳嗽往往是停药的原因之一。

常见的血管紧张素转化酶抑制药为卡托普利。是第一个用于临床口服有效的含巯基 ACE 抑制药，直接抑制 ACE，具有轻至中等强度的降压作用，可增加肾血流量，不伴反射性心率加快。可用于：①各型高血压，特别是常规疗法无效的严重高血压。60%～70%的患者单用本品能使血压控制在理想水平，加用利尿药则 95%的患者有效。本品尤其适用于合并有糖尿病及胰岛素抵抗、左心室肥厚、心力衰竭、急性心肌梗死的高血压患者，可明显改善生活质量且无耐受性，连续用药一年以上疗效不会下降，而且停药不反跳。本品与利尿药及 β 受体阻断药合用于重型或顽固性高血压疗效较好。②顽固性慢性心力衰竭。③高血压急症(注射剂)。④诊断肾血管性高血压试验用药。

需要注意的是：①对本品或其他 ACE 抑制药过敏者，孤立肾、移植肾、双侧肾动脉狭窄、严重肾功能减退者，孕妇及哺乳期妇女禁用。自身免疫性疾病(如严重系统性红斑狼疮，此时白细胞或粒细胞减少的机会增多)、骨髓抑制、脑动脉或冠状动脉供血不足、血钾过高、肾功能障碍、主动脉瓣狭窄、严格饮食限制钠盐或进行透析者慎用。②不良反应常见有皮疹、瘙痒、味觉障碍。个别有蛋白尿、白细胞和中性粒细胞减少，但减量或停药后可消失或避免。约 20%的患者发生持续性干咳。③用本品期间随访检查白细胞计数及分类计数，最初 3 个月内每 2 周 1 次，此后定期检查，有感染迹象时随即检查；尿蛋白检查，每月 1 次。④给药剂量须遵循个体化原则,按疗效予以调整。开始用本品前建议停用其他抗高血压药 1 周。⑤对恶性或重度高血压,在停用其他药物后,立即给予本品最小剂量,在密切观察下每 24 小时递增剂量,直至疗效充分或达最大剂量。⑥肾功能差者应采用小剂量或减少给药次数,缓慢递增。若需合用利尿药,建议用呋塞米而不用噻嗪类。血尿素氮和肌酐增高时,本品应减量,同时应停用利尿药。⑦用本品时若蛋白尿渐增多,应暂停药或减少用量。⑧在手术或麻醉时用本品如发生低血压,可用扩容纠正。⑨一旦出现血管神经性水肿,应立即停药,并迅速皮下注射 1∶1 000 的肾上腺素注射液 0.3～0.5 mL。⑩食物能影响其吸收,因此宜在餐前 1 小时服。增加剂量可延长作用时间,但不增加降压效应。⑪老年人对降压作用较敏感,应用本品须酌减剂量,特别是首次服用。

此类药物与利尿药及其他扩血管药合用可致低血压,如合用,应从小剂量开始;与留钾利尿药或补钾药合用可引起血钾过高;与内源性前列腺素合成抑制药如阿司匹林等非甾体抗炎药合用,可使本品降压疗效减低。

其他常见的血管紧张素转化酶抑制药有复方卡托普利、依那普利、贝那普利等。

(五)血管紧张素Ⅱ受体(AT₁)拮抗药

现已知血管紧张素Ⅱ(AngⅡ)的作用是由 AngⅡ受体介导的,AngⅡ受体有两种亚型(AT₁ 和 AT₂ 受体),而 AngⅡ的作用是由 AT₁ 受体所介导。AT₁ 受体在体内分布广泛,主要分布于心脏、血管、肾上腺皮质、肾脏以及心血管运动中枢、口渴中枢、垂体等,因而 AngⅡ在维持心脏、血管、肾脏等功能方面具有重要的作用。AT₁ 受体拮抗药在受体水平阻断肾素-血管紧张素系统(RAS),与 ACE 抑制药比较,具有作用专一的特点。AT₁ 受体被阻断后,AngⅡ收缩血管与刺激肾上腺释放醛固酮的作用受到抑制,导致血压降低,具有与 ACE 抑制药相似的抗高血压作用,并能通过减轻心脏的后负荷,治疗充血性心力衰竭,其阻止 AngⅡ的促心血管细胞增殖肥大作用能防治心血管的重构。AT₁ 受体被阻断后,反馈性地增加血浆肾素 2～3 倍,导致血浆 AngⅡ浓度升高。但由于 AT₁ 受体已被阻断,这些反馈性作用难以表现。但是血浆中升高的 AngⅡ通过激活 AT₂ 受体,可激活缓激肽-NO 途径,产生舒张血管、降低血压、抑制心血管重构等作用,有利于高血压与心力衰竭的治疗。AT₁ 受体被阻断后,醛固酮产生减少,水钠潴留随之减轻,但对血钾影响甚微。

代表药物为氯沙坦,为新型的非肽类 AngⅡ受体 AT₁ 的拮抗药。具有口服有效、高亲和力(AT₁ 受体的亲和力)、高选择性(只拮抗 AT₁ 受体)、高专一性

（只影响 AngⅡ受体）、无激动活性的特点。EXP3174 是本品在体内的活性代谢物，它们可降低血压；能改善心力衰竭，防治高血压并发的血管壁增厚和心肌肥厚；具有肾脏保护作用，增加肾血流量和肾小球滤过率，增加尿液和尿钠、尿酸的排出；可减少肾上腺醛固酮和肾上腺素的分泌，但也可引起血浆肾素活性增加为其不良反应。用于：①治疗高血压，可单独应用或与其他抗高血压药如利尿药合用。②治疗心力衰竭，可单独应用或与强心苷、利尿药合用。③预防高血压伴左心室肥厚患者发生脑卒中。④减慢伴有肾病和高血压的 2 型糖尿病患者的肾病进程。

（六）肾素抑制药

如阿利吉仑，为口服有效的非肽类肾素抑制药，通过抑制肾素防止血管紧张素原转换成血管紧张素Ⅰ，进而抑制血管紧张素Ⅱ和醛固酮的生成。与 ACE 抑制药及 ATⅡ受体拮抗药不同，本品不引起血浆肾素活性代偿性升高。口服吸收差，生物利用度为 2.5%，口服 1～3 小时达血浆峰浓度。高脂肪食物会降低本品的吸收。血浆蛋白结合率为 50%。几乎不被代谢，主要经粪便和尿液以原形药排泄。消除半衰期为 24～40 小时。用于治疗高血压。

二、其他经典抗高血压药

（一）中枢性降压药

如可乐定，本品的降压作用中等偏强，并可抑制胃肠分泌及运动，对中枢神经系统有明显的抑制作用。其降压机制主要是激动延髓腹外侧核吻侧端的咪唑啉受体，使交感神经张力下降，外周血管阻力降低，从而产生降压作用。其降压作用多在服药后 0.5～1.0 小时出现，2～3 小时达最高峰，可持续 4～6 小时。在降压明显时不出现直立性低血压。过大剂量的可乐定也可兴奋外周血管平滑肌上的 α_2 受体，使血管收缩，降压作用减弱。用于：①高血压，对多数高血压有效，对原发性高血压疗效较好。与利尿药（如氢氯噻嗪）或其他抗高血压药（如利血平）合用，比单服本品疗效有明显提高。②口服预防偏头痛、绝经期潮热、痛经以及作为吗啡类镇痛药成瘾者的戒毒药。③滴眼治疗开角型青光眼，尤其适用于不能耐受缩瞳药的青光眼患者。

（二）血管平滑肌扩张药

本类药物通过直接扩张血管而产生降压作用，由于不良反应较多，一般不单独用于治疗高血压，仅在利尿药、β 受体阻断药或其他抗高血压药无效时才加用该类药物。

如硝普钠,为强有力的速效血管扩张药,可直接松弛小动脉和静脉平滑肌,通过扩张周围血管,使血压下降,作用强而迅速,给药后 5 分钟即见效,停药后作用能维持 2～15 分钟。很少影响局部血流分布,一般不降低冠状动脉血流、肾血流及肾小球滤过率。其扩张血管作用能降低心脏的前、后负荷以及减轻瓣膜关闭不全时主动脉和左心室的阻抗而减少血液反流,缓解心力衰竭症状。用于:①高血压急症,如高血压危象、高血压脑病、恶性高血压,嗜铬细胞瘤手术前后阵发性高血压等的紧急降压,手术麻醉时的控制性降压。其疗效可靠,作用持续时间较短,易于掌握。②急性心力衰竭,包括急性肺水肿;亦用于瓣膜(二尖瓣或主动脉瓣)关闭不全时的急性心力衰竭,能使衰竭的左心室排血量增加,心力衰竭症状得以缓解。

(三)神经节阻断药

本类药物由于不良反应较多,降压作用过强、过快,现仅限用于一些特殊情况,如高血压危象、主动脉夹层动脉瘤、外科手术中的控制性低血压等。如环轮宁。

1.别名

溴化二甲基轮环藤宁。

2.作用与应用

本品为神经节阻断药,具有明显的降压作用,并伴有心率减慢。其降压机制与阻断交感神经节、释放组胺和降低总外周阻力等作用有关,使血管扩张,血压明显下降。此外,还具有非除极化型肌松作用,这也有利于降压效应。静脉注射后 1～4 分钟血压开始下降,有效降压时间为 8～20 分钟。停药后约 5 分钟血压自行回升,8～20 分钟恢复至原水平。其降压效应的可控性和可逆性均较好,且对心、肾、肝功能均无影响,是一种较好的控制性抗高血压药。用于心血管和脑外科、颌面外科及一般外科手术,做手术麻醉期间控制血压之用,其效果满意。此时应用神经节阻断药,不仅能降压,而且能有效地防止因手术剥离而撕拉组织所造成的交感神经反射,使患者血压不致明显升高。

3.用法与用量

静脉给药:在全麻期间根据指征以不同方法用药。①单次静脉注射,成人 0.4～1.2 mg/kg,小儿 0.8～1.2 mg/kg。如果静脉注射后血压下降不理想或降压作用消失,则可重复静脉注射,用量为开始时的 1/2～2/3。②连续静脉滴注 0.05％～0.20％等渗液,开始时一般为 30 滴/分,逐渐加快至 100 滴/分,最快为

150滴/分。③单次静脉注射0.5 mg/kg,继以0.05%～0.10%注射液连续静脉滴注维持;也可在连续静脉滴注的基础上,酌量补充单次静脉注射。

4.注意事项

静脉注射常可引起呼吸抑制(多数患者于手术完毕时自发呼吸即已恢复),应用新斯的明可加速呼吸抑制的恢复。也可引起心率减慢、颜面潮红、瞳孔扩大,在停药后4～6小时可恢复,一般不影响视力。

(四)α₁受体阻断药

用于抗高血压治疗的α受体阻断药主要为具有α₁受体阻断作用而不影响α₂受体的药物。

哌唑嗪为常见的α₁受体阻断药,可扩张小动脉及静脉血管,从而发挥降压作用。它不影响α₂受体,不会引起明显的反射性心动过速,也不增加肾素的分泌。口服吸收良好,半小时起效,t_{max}为1～2小时,$t_{1/2}$2～3小时,作用可持续6～10小时。用于治疗轻、中度高血压,常与β受体阻断药及利尿药合用,降压效果更好。可以谨慎地用于妊娠、肾功能不良、合并糖尿病及前列腺增生的高血压患者。

(五)去甲肾上腺素能神经末梢阻滞药

以利血平为代表的去甲肾上腺素能神经末梢阻滞药主要通过影响儿茶酚胺的贮存及释放产生降压作用。本品降压作用较弱,并兼有安定作用,能降低血压,减慢心率,对精神躁狂症状有安定之效。其降压作用的特点为缓慢、温和而持久。服药后2～3天至1周血压缓慢下降,数周后达到最低点。停药后血压在2～6周内回升。用于轻至中度早期高血压,疗效显著(伴有精神紧张的高血压患者疗效尤好)。长期应用小量可将多数患者的血压稳定于正常范围内,但对严重和晚期病例单用本品疗效较差,常与肼屈嗪、氢氯噻嗪等合用,以增加疗效。亦可用于高血压危象。当前不推荐为第一线用抗高血压药。

(六)钾离子通道(简称钾通道)开放药(钾外流促进药)

钾通道开放,钾离子外流增加,细胞膜超极化,膜兴奋性降低,Ca^{2+}内流减少,从而使血管平滑肌舒张,血压下降。这类药物在降压时常伴有反射性心动过速和心排血量增加。血管扩张作用具有选择性,见于冠状动脉、胃肠道血管和脑血管,但不扩张肾和皮肤血管。若与利尿药和/或β受体阻断药合用,则可纠正其水钠潴留和/或反射性心动过速的不良反应。

以米诺地尔为例,它主要作用于血管平滑肌,开放ATP敏感性钾通道而降低血压,起效快,作用持久,1次用药可维持作用24小时以上。其降压作用比肼屈嗪强。不引起直立性低血压,长期用药未见药效降低。此外,本品外用溶液还有刺激毛发生长作用,局部长期使用时可刺激男性秃发和斑秃患者的毛发生长。用于:①高血压,可作为二、三线抗高血压药,治疗顽固性高血压及肾性高血压。②外用治疗男性秃发和斑秃。

需要注意的是:①嗜铬细胞瘤患者禁用。肺源性心脏病、脑血管疾病、冠心病、心绞痛、心肌梗死、心包积液、非高血压所致心力衰竭、严重肝功能不全、肾功能障碍患者、老年人及孕妇慎用。②可引起心悸、心动过速、下肢水肿、毛发增生等不良反应。用药后出现心包积液应停药。③肾功能不全者需加用利尿药。④突然停用本品可致血压反跳,故宜逐渐撤药。

(七)5-羟色胺受体阻断药

酮色林为常见5-羟色胺受体阻断药,本品对5-羟色胺(5-HT_{2A})受体有选择性阻断作用,亦有较弱的 α_1 和 H_1 受体阻断作用,降低高血压患者的外周阻力,肾血管阻力的下降更明显。对有阻塞性血管病变者可改善下肢血液供应。对雷诺病患者可改善组织的血流灌注,使皮肤血流增加。静脉注射后可降低右房压、肺动脉压及肺毛细血管楔压。口服吸收迅速完全,食物不影响其吸收。t_{max} 为0.5~2.0小时。血浆蛋白结合率为95%。生物利用度约50%。在肝内代谢。$t_{1/2}$ 约15小时。用于各型高血压、充血性心力衰竭、雷诺病及间歇性跛行。

但不宜与排钾利尿药合用。

第二节 抗心律失常药

心律失常即心动节律和频率异常。心律失常时心脏泵血功能发生障碍,影响全身器官的供血。某些类型的心律失常如心室颤动可危及生命,必须及时纠正。药物治疗在抗心律失常方面发挥了重要作用,但抗心律失常药又存在致心律失常的毒不良反应,应用时需根据各药的作用特点及心律失常的原因选用相应的药物。一般情况下,在心动过速时需应用抑制心脏自律性的药物(如奎尼丁、普鲁卡因胺等);心房颤动时需应用抑制房室间传导的药物(如奎尼丁、普萘洛尔等);房室传导阻滞时则需应用能改善传导的药物(如苯妥英钠、阿托品等);

对于自律性过低所引起的心动过缓型心律失常则应采用肾上腺素或阿托品类药物。

一、Ⅰ类——钠离子通道(简称钠通道)阻滞药(膜稳定药)

能拮抗钠通道,抑制0相除极化速率,并延缓复极过程。

(一)Ⅰa类(适度阻滞钠通道药)

Ⅰa类药物是对0相除极化与复极过程抑制均强的药物,常见药物以奎尼丁为例,为金鸡纳树皮所含生物碱,是奎宁的异构体,属Ⅰa类抗心律失常药,可延长心肌的不应期,降低自律性、传导性和心肌收缩力,减少异位节律点冲动的形成。适用于:①心房颤动、心房扑动、室上性和室性心动过速的转复和预防:对心房颤动、心房扑动目前虽采用电转复律法,但奎尼丁可用于转复后维持窦性心律。②频发室上性和室性期前收缩的治疗。

(二)Ⅰb类(轻度阻滞钠通道药)

Ⅰb类药物是对0相除极及复极的抑制作用均弱的药物。以利多卡因为代表的Ⅰb类主要作用于浦肯野纤维和心室肌。本品适用于心肌梗死、洋地黄中毒、锑剂中毒、外科手术(如心脏手术、心导管术)等所致的室性心律失常,包括室性期前收缩、室性心动过速和心室颤动。对急性心肌梗死,虽可降低心室颤动的发生,但总病死率并不降低,故不推荐常规预防性使用。不宜用于无器质性心脏病的单纯室性期前收缩。对室上性心律失常通常无效。

苯妥英钠也是常见的Ⅰb类药物。

(三)Ⅰc类(明显阻滞钠通道药)

明显抑制0相除极化,对复极的抑制作用较弱的药物。

以普罗帕酮为代表的Ⅰc类明显阻滞钠通道,显著降低动作电位0相上升速率和幅度,减慢传导性的作用最为明显。本品为具有局麻作用的Ⅰc类抗心律失常药,有膜稳定性。其电生理效应是抑制钠离子内流,减慢0相除极速度,能减慢心房、心室和浦肯野纤维的传导,轻度延长动作电位时间(APD)和有效不应期(ERP),心电图可表现为P-R间期和QRS波延长。对房室旁路的前向及逆向传导速度也有延长作用。可提高心肌细胞阈电位,降低自律性,抑制触发激动。此外,尚具有弱的β肾上腺素受体阻断作用,常规剂量对钙离子通道阻滞作用较弱。轻至中度抑制心肌收缩力,程度与剂量相关。可使动脉压下降,心率减慢,还可增加冠状动脉流量。口服吸收良好,2～3小时作用达高峰,作用可持续

8 小时以上，$t_{1/2}$ 为 3.5～4.0 小时。用于预防或治疗室性或室上性异位搏动、室性或室上性心动过速、预激综合征、电转复律后心室颤动发作等。对冠心病、高血压引起的心律失常有较好疗效。

二、Ⅱ类——β肾上腺素受体阻断药

普萘洛尔为常见的β肾上腺素受体阻断药。β肾上腺素受体阻断作用和直接细胞膜作用是本类药物抗心律失常的基本机制。本品能降低窦房结、心房和浦肯野纤维自律性，在运动及情绪激动时作用明显。能减少儿茶酚胺所致的滞后除极发生，减慢房室结传导，延长房室结有效不应期。用于治疗多种原因所致的心律失常，如房性及室性期前收缩（效果较好）、窦性及室上性心动过速、心房颤动等，但室性心动过速宜慎用。锑剂中毒引起的心律失常，当其他药物无效时也可试用。对于交感神经兴奋性过高、甲状腺功能亢进及嗜铬细胞瘤等引起的效果良好。与强心苷或地尔硫草合用，控制心房颤动、心房扑动及阵发性心动过速时的室性频率过快效果较好。心肌梗死患者应用本品可减少心律失常的发生，缩小心肌梗死范围，降低病死率。对由运动、情绪变动所引发的室性心律失常、肥厚型心肌病所致的心律失常也有效。

三、Ⅲ类——延长动作电位时程药

胺碘酮为常见的延长动作电位时程药。本品原为抗心绞痛药，具有选择性冠状动脉扩张作用，能增加冠状动脉血流量，降低心肌耗氧量。本品为广谱抗心律失常药，用于：①房性心律失常（心房扑动和心房颤动转律和转律后窦性心律的维持）、结性心律失常、室性心律失常（治疗危及生命的室性期前收缩、室性心动过速以及心室颤动的预防）、伴预激综合征（WPW综合征）的心律失常。②伴有充血性心力衰竭和急性心肌梗死的心律失常患者。③其他抗心律失常药（如丙吡胺、维拉帕米、奎尼丁、β受体阻断药）治疗无效的顽固性阵发性心动过速，常能奏效。④慢性冠状动脉功能不全和心绞痛。⑤注射剂用于治疗严重心律失常，尤其适用于：急诊控制房性心律失常（心房颤动、心房扑动）伴快速心室率；预激综合征的心动过速；严重的室性心律失常；体外电除颤无效的心室颤动相关心脏停搏的心肺复苏。

四、Ⅳ类——钙通道阻滞药

维拉帕米为常见的钙通道阻滞药。对激活状态和失活态的 L-型钙通道均有抑制作用，对 I_{kr} 钾通道亦有抑制作用。表现为：①降低窦房结自律性，降低缺

血时心房、心室和浦肯野纤维的异常自律性,减少或取消后除极所引发的触发活动。②减慢房室结传导性,此作用除可终止房室结折返,尚能防止心房扑动、心房颤动引起的心室率加快。③延长窦房结、房室结的有效不应期(ERP),大剂量延长浦肯野纤维的 APD(动作电位时程)和 ERP。用于治疗室上性和房室结折返引起的心律失常效果好,对急性心肌梗死、心肌缺血和洋地黄中毒引起的室性期前收缩有效。为阵发性室上性心动过速首选药。

临床用于抗心律失常的钙通道阻滞药还有地尔硫䓬、苄普地尔等。

五、其他抗心律失常药

常见的有腺苷、三磷酸腺苷二钠。

第三节 抗心绞痛药

心绞痛是冠状动脉粥样硬化性心脏病(冠心病)的一个重要临床症状。其发生原因一般认为是由于冠状动脉粥样硬化,引起管腔狭窄,心肌血液供应不足,造成心肌需氧与供氧之间的平衡失调。目前应用的抗心绞痛药,其作用或者是减轻心脏的工作负荷,以降低心肌的需氧量;或者是扩张冠状动脉,促进侧支循环的形成,以增加心肌的供氧量,从而缓解心绞痛。冠状动脉粥样硬化斑块变化、血小板聚集和血栓形成是诱发不稳定型心绞痛的重要因素,临床应用抗血小板药、抗血栓药也有助于心绞痛的防治。

一、硝酸酯类

常见药物为硝酸甘油,基本作用是松弛平滑肌,但对不同组织器官的选择性有差别,以对血管平滑肌的作用最显著。在对血管平滑肌的作用上,其对静脉的扩张作用超过对小动脉的扩张。硝酸甘油的血管扩张作用是通过一氧化氮(NO)的释放,后者刺激血管平滑肌细胞的鸟苷酸环化酶,导致环鸟苷酸(cGMP)增加,继而降低细胞液中的游离钙浓度而松弛平滑肌细胞。

由于扩张了体循环血管及冠状血管,因而具有以下作用:①降低心肌耗氧量,最小有效量的硝酸甘油即可明显扩张静脉血管,特别是较大的静脉血管,从而减少回心血量,降低心脏的前负荷,使心腔容积缩小,心室内压减小,室壁张力降低,射血时间缩短,心肌耗氧量减少;稍大剂量也可显著舒张动脉血管,特别是较大的动脉血管,动脉血管的舒张降低了心脏的射血阻力,从而降低左室内压和心室壁张力,降低心肌耗氧量。②扩张冠状动脉,增加缺血区血液灌注。③降低左室充盈压,增加心内膜供血,改善左室顺应性。④保护缺血的心肌细胞,减轻缺血损伤。硝酸甘油释放 NO,促进内源性的 PGI_2、降钙素基因相关肽(CGRP)等物质生成与释放,这些物质对心肌细胞均具有直接保护作用。硝酸甘油不仅保护心肌,减轻缺血损伤,缩小心肌梗死范围,改善左室重构,还能增强缺血心肌的电稳定性,提高心室颤动阈,消除折返,改善房室传导等,减少心肌缺血并发症。此外,硝酸甘油通过产生 NO 而抑制血小板聚集、黏附,也有利于冠心病的治疗。

本品口服因受首过消除等的影响,生物利用度仅为 8%,故不作口服用药。舌下含服极易通过口腔黏膜吸收,含服后 2~3 分钟即可起效,5 分钟达最大效应,作用持续 10~30 分钟。也可经皮肤吸收,用其软膏或贴膜剂涂抹在前臂或贴在胸部皮肤,有效浓度可持续较长时间。用于:①防治心绞痛,舌下含服硝酸甘油能迅速缓解各种类型的心绞痛,在预计可能发作前用药也可预防发作。②急性心肌梗死,多采用静脉给药,可缩小梗死范围。反复连续使用要限制用量,以免血压过度降低引起心、脑等重要器官灌注压过低,反而加重缺血。③心力衰竭,由于可降低心脏前、后负荷,故也可治疗心力衰竭。④急性呼吸衰竭及肺动脉高压,可舒张肺血管,降低肺血管阻力,改善肺通气。⑤外科手术中诱导低血压和控制高血压。

二、β 受体阻断药

β 受体阻断药可使心绞痛患者心绞痛发作次数减少,改善缺血性心电图,增加患者运动耐量,减少心肌耗氧量,改善缺血区代谢,缩小心肌梗死范围。现已作为一线防治心绞痛的药物。

普萘洛尔为常见的 β 受体阻断药。具有降低心肌耗氧量、改善心肌缺血区供血、抑制脂肪分解酶活性等作用。长期使用 β 受体阻断药能缩短仅有缺血心电图改变而无症状的心绞痛患者的缺血时间,还能降低近期有心肌梗死者心绞痛的发病率和病死率;也用于心肌梗死,能缩小梗死区范围,但因抑制心肌收缩力,应慎用。易致冠状动脉收缩,故不宜用于冠状动脉痉挛引起的变异型心绞痛。

临床用于治疗心绞痛的 β 受体阻断药还有噻吗洛尔、吲哚洛尔、阿替洛尔、美托洛尔等。

三、钙通道阻滞剂

钙通道阻滞剂是临床用于预防和治疗心绞痛的常用药物,特别是对变异型心绞痛疗效较好。心肌缺血伴高血压或心律失常者可选其中某些药物。

抗心绞痛作用与应用。钙通道阻滞剂通过阻滞钙离子通道,抑制钙离子内流而产生以下作用:①降低心肌耗氧量。钙通道阻滞剂能使心肌收缩力减弱,心率减慢,血管平滑肌松弛,血压下降,心脏负荷减轻,从而使心肌耗氧量减少。②舒张冠状血管。本类药物对冠状动脉中较大的输送血管及小阻力血管有扩张作用,特别是对处于痉挛状态的血管有显著的解除痉挛作用,从而增加缺血区的血液灌注。此外还可增加侧支循环,改善缺血区的供血和供氧。③保护缺血心肌细胞。钙通道阻滞剂通过抑制外钙内流,减轻缺血心肌细胞的钙离子超负荷而保护心肌细胞,对急性心肌梗死者能缩小梗死范围。④抑制血小板聚集。不稳定型心绞痛与血小板黏附和聚集、冠状动脉血流减少有关,大多数急性心肌梗死也是由动脉粥样硬化斑块破裂、局部形成血栓突然阻塞冠状动脉所致。钙通道阻滞剂阻滞钙离子内流,降低血小板内钙离子浓度,抑制血小板聚集。有报道,钙通道阻滞剂还有促进血管内皮细胞产生及释放内源性 NO 的作用。用于防治各型心绞痛均有不同程度的疗效,对冠状动脉痉挛所致的变异型心绞痛疗效较好;也可用于稳定型(劳累性)心绞痛及急性心肌梗死等;对伴有高血压的心绞痛患者尤为适用;因有松弛支气管平滑肌作用,也适用于伴有呼吸道阻塞疾病的心绞痛患者;对禁用 β 受体阻断药的心肌缺血伴外周血管痉挛性疾病患者,本类药物也适用。

硝苯地平为常见的钙通道阻滞剂。其扩张冠状动脉和外周小动脉的作用强,抑制血管痉挛效果显著,对变异型心绞痛最有效,对伴高血压患者尤为适用。对稳定型心绞痛也有效。对急性心肌梗死患者能促进侧支循环,缩小梗死区范围。普萘洛尔与硝酸酯类合用控制稳定型心绞痛有良好疗效,但有报道称患者可逐渐发展为不稳定型心绞痛或称梗死前心绞痛,即在动脉粥样硬化的基础上出现痉挛,运动休息时均可发作,此时增加上述药物的剂量很少收效,但如用硝苯地平常可获得显著疗效。本品与 β 受体阻断药合用对降低心肌耗氧量起协同作用,可增加疗效。但有报道称硝苯地平可增加发生心肌梗死的危险,应引起重视。

四、其他抗心绞痛药

如雷诺嗪、心肌肽、丹参、川芎嗪、葛根素、银杏叶提取物等。

第四节 抗心力衰竭药

心力衰竭(heart failure,HF)是各种心脏疾病导致心力衰竭的一种综合征，绝大多数情况下是指心肌收缩力下降使心排血量不能满足机体代谢的需要，器官、组织血液灌流不足，同时出现体循环和/或肺循环淤血的表现。少数情况下心肌收缩力尚可维持正常心排血量，但由于异常增高的左心室充盈压，导致肺静脉回流受阻，肺循环淤血，称舒张性心力衰竭，常见于冠心病和高血压心脏病心力衰竭的早期或原发性肥厚型心肌病。心力衰竭时通常伴有体循环和/或肺循环的被动性充血，故又称充血性心力衰竭(congestive heart failure,CHF)。目前临床上"心功能不全"常用以表示心脏收缩或舒张功能已不正常，但尚未出现临床症状的状态。

一、肾素-血管紧张素-醛固酮系统抑制药

血管紧张素转化酶(ACE)抑制药和血管紧张素Ⅱ受体(AT_1)拮抗药用于心力衰竭的治疗是抗心力衰竭治疗的最重要的进展之一。大规模、多中心临床研究表明，ACE抑制药不仅能缓解心力衰竭的症状，提高生活质量，而且显著降低心力衰竭患者的病死率，改善预后。基础研究证实ACE抑制药能防止和逆转心室的重构，提高心脏和血管的顺应性等，故这类药物作为心力衰竭治疗的一线用药广泛用于临床。

(一)血管紧张素转化酶抑制药

临床常用于治疗CHF的ACE抑制药有卡托普利、依那普利、西拉普利、贝那普利、培哚普利、福辛普利、雷米普利、赖诺普利等，它们的作用基本相似。

治疗CHF的作用与应用。本类药物治疗CHF的作用机制是通过降低血管紧张素Ⅱ(AngⅡ)和醛固酮水平而使心脏前、后负荷减轻，改善CHF患者的心脏功能。①降低外周血管阻力降低心脏后负荷：ACE抑制药可抑制体循环及局部组织中的血管紧张素Ⅰ(AngⅠ)向AngⅡ转化，使血液及组织中的AngⅡ含量降低，从而减弱了AngⅡ的收缩血管作用；它们还能抑制缓激肽的降解，使血中缓激肽含量增加，缓激肽可促进NO和PGI2生成，发挥扩血管、降低心脏后负荷的作用。②减少醛固酮生成：减轻水钠潴留，降低心脏前负荷。③抑制心肌及血管重构：AngⅡ及醛固酮是促进细胞增殖、胶原含量增加、心肌间质纤维化，导

致心肌及血管重构的主要因素。用不影响血压的小量 ACE 抑制药即可减少 Ang Ⅱ 及醛固酮的形成,因此能防止心肌及血管重构,改善心功能。④对血流动力学的影响:ACE 抑制药降低全身血管阻力,增加心搏出量,并能降低左室充盈压、左室舒张末压,降低室壁张力,改善心脏的舒张功能,降低肾血管阻力,增加肾血流量,用药后症状缓解,运动耐力增加。⑤降低交感神经活性:ACE 抑制药亦可通过其抗交感作用进一步改善心功能,它们能恢复下调的 β 受体的数量,并增强腺苷酸环化酶活性,直接或间接降低血中儿茶酚胺和精氨酸加压素含量,提高副交感神经张力。本类药物对各阶段的心力衰竭者均有有益作用,既能消除或缓解 CHF 症状,提高运动耐力,改进生活质量,防止和逆转心肌肥厚,降低病死率,还可延缓尚未出现症状的早期心功能不全者的进展,延缓心力衰竭的发生,故 ACE 抑制药现已与利尿药一起作为治疗心力衰竭的一线药物广泛用于临床,特别是对舒张性心力衰竭者的疗效明显优于传统药物地高辛。对强心苷、利尿药和血管扩张药无效的心力衰竭患者也有效。可单独应用或与强心苷、利尿药合用。

(二)血管紧张素Ⅱ受体(AT₁)拮抗药

本类药物可直接阻断 Ang Ⅱ 与 AT_1 的结合,发挥拮抗作用。它们对 ACE 途径产生的 Ang Ⅱ 及对非 ACE 途径如糜酶途径产生的 Ang Ⅱ 都有拮抗作用;因拮抗 Ang Ⅱ 的促生长作用,也能预防及逆转心血管的重构。本类药物对 CHF 的作用与 ACE 抑制药相似,不良反应较少,不易引起咳嗽、血管神经性水肿等。常作为对 ACE 抑制药不耐受者的替代品。临床常用药物有氯沙坦、缬沙坦、坎地沙坦、厄贝沙坦、替米沙坦、奥美沙坦等,详见本章第一节抗高血压药。

(三)抗醛固酮药

CHF 时血中醛固酮的浓度可明显增高达 20 倍以上,大量的醛固酮除了保钠排钾外,尚有明显的促生长作用,特别是促进成纤维细胞的增殖,刺激蛋白质与胶原蛋白的合成,引起心房、心室、大血管的重构,加速心力衰竭恶化。此外,尚可阻止心肌摄取去甲肾上腺素(NA),使 NA 游离浓度增高而诱发冠状动脉痉挛和心律失常,增加心力衰竭时室性心律失常和猝死的可能性。

代表药物为螺内酯。临床研究证明,在常规治疗的基础上加用醛固酮拮抗药螺内酯,可明显降低 CHF 病死率,防止左室肥厚时心肌间质纤维化,改善血流动力学和临床症状。CHF 时单用本品仅发挥较弱的作用,但与 ACE 抑制药合用则可同时降低 Ang Ⅱ 及醛固酮水平,既能进一步减少患者的病死率,又能降低室性心律失常的发生率,效果更佳。

二、利尿药

利尿药在心力衰竭的治疗中起着重要的作用,目前仍作为一线药物广泛用于各种心力衰竭的治疗。

(一)治疗 CHF 的作用与应用

利尿药促进钠离子、H_2O 的排泄,减少血容量,降低心脏前负荷,改善心功能;降低静脉压,消除或缓解静脉淤血及其所引发的肺水肿和外周水肿。对CHF 伴有水肿或有明显淤血者尤为适用。①对轻度 CHF,单独应用噻嗪类利尿药多能收到良好疗效。②对中、重度 CHF 或单用噻嗪类疗效不佳者,可用襻利尿药或噻嗪类与留钾利尿药合用。③对严重 CHF、慢性 CHF 急性发作、急性肺水肿或全身水肿者,噻嗪类药物常无效,宜静脉注射襻利尿药呋塞米。④留钾利尿药作用较弱,多与其他利尿药如襻利尿药等合用,能有效拮抗肾素-血管紧张素-醛固酮系统(RAAS)激活所致的醛固酮水平升高,增强利尿效果及防止失钾,还可抑制胶原增生和防止纤维化。

(二)用法与用量

目前推荐的利尿药使用方法为小剂量给药,同时合用小剂量地高辛、ACE抑制药及 β 受体阻断药。

(三)注意事项

(1)大剂量利尿药可减少有效循环血流量,进而降低心排血量,故大量利尿常可加重心力衰竭。

(2)大剂量利尿药尚可因减少血容量而导致反射性交感神经兴奋,减少肾血流量,加重组织器官灌流不足,加重肝、肾功能障碍,导致心力衰竭恶化。

(3)利尿药引起的电解质平衡紊乱,尤其是排钾利尿药引起的低钾血症,是CHF 时诱发心律失常的常见原因之一,特别是与强心苷类合用时更易发生。应注意补充钾盐或与留钾利尿药合用。

(4)长期大量应用噻嗪类利尿药可致糖代谢紊乱、高脂血症。

(5)其他参见第十章泌尿系统药第一节利尿药。

常用药物有噻嗪类:氢氯噻嗪;襻利尿药:呋塞米、依他尼酸、布美他尼;留钾利尿药:氨苯蝶啶、螺内酯。

三、β受体阻断药

心力衰竭时应用β受体阻断药虽有抑制心肌收缩力、加重心功能障碍的可能,但自20世纪70年代中期应用β受体阻断药治疗CHF有效后,对卡维地洛、比索洛尔、美托洛尔的临床试验证明,长期应用可以改善CHF的症状,提高射血分数,改善患者的生活质量,降低病死率。目前已被推荐作为治疗慢性心力衰竭的常规用药。β受体阻断药与ACE抑制药合用能进一步增加疗效。在各种β受体阻断药中,目前临床上常用的是卡维地洛、美托洛尔、比索洛尔。

(一)治疗CHF的作用与应用

1.拮抗交感活性

交感神经系统与RAAS的激活是CHF时最重要的神经-体液变化。β受体阻断药通过阻断心脏β受体,拮抗过量儿茶酚胺对心脏的毒性作用,防止过量儿茶酚胺所致的大量钙离子内流,并减轻由此导致的大量能量消耗与线粒体损伤,避免心肌细胞坏死;改善心肌重构;减少肾素释放,抑制RAAS,防止高浓度Ang Ⅱ对心脏的损害;上调心肌β受体的数量,恢复其信号转导能力;改善β受体对儿茶酚胺的敏感性。此外,卡维地洛兼有阻断α_1受体、抗氧化等作用,表现出较全面的抗交感神经作用。

2.抗心律失常与抗心肌缺血作用

前者也是其降低CHF病死率和猝死的重要机制。β受体阻断药主要用于扩张型心肌病。对扩张型心肌病及缺血性CHF,长期应用可阻止临床症状恶化,改善心功能,降低猝死及心律失常的发生率。初期应用β受体阻断药可使血压下降,心率减慢,充盈压上升,心排血量下降,心功能恶化。故应注意选择适应证,应用时宜从小剂量开始,并与强心苷合并应用,以消除其负性肌力作用。

(二)注意事项

应用β受体阻断药治疗CHF时,应注意下列情况。

(1)正确选择适应证,以扩张型心肌病CHF的疗效最好。

(2)长期应用,一般心功能改善的平均奏效时间为3个月,心功能改善与治疗时间呈正相关。

(3)应从小剂量开始,逐渐增加至患者既能耐受又不加重病情的剂量。如开始时剂量偏大必然导致病情的加重。

(4)应合并使用其他抗CHF药,临床经验表明,CHF时应合并应用利尿药、ACE抑制药和地高辛,以此作为基础治疗措施。如应用β受体阻断药时撤除原有的治疗用药或它们的治疗力度不够,均可导致 β 受体阻断药的治疗失败。

(5)严重心动过缓、严重左室功能减退、明显房室传导阻滞、低血压及支气管哮喘患者慎用或禁用。

四、洋地黄类药(强心苷类)

强心苷是一类具有强心作用的苷类化合物。可供使用的制剂有地高辛、洋地黄毒苷、毛花苷 C 和毛花苷 K。

临床常用的为地高辛,为由毛花洋地黄中提纯制得的中效强心苷。用于:①各种急性和慢性收缩性心功能不全。在过去几十年对心力衰竭的治疗中,强心苷加利尿药几乎用于每一位心力衰竭的患者,但随着对心力衰竭病理生理认识的不断加深及对 ACE 抑制药、β 受体阻断药临床疗效的肯定,强心苷现多用于以收缩功能障碍为主,对利尿药、ACE 抑制药、β 受体阻断药疗效欠佳者。不同原因所致的心力衰竭因病情不同,其疗效有一定的差异:对有心房颤动伴心室率快的心力衰竭疗效最佳;对瓣膜病、风湿性心脏病(高度二尖瓣狭窄的病例除外)、冠心病和高血压性心脏病所引起的心功能不全疗效较好;对肺源性心脏病、活动性心肌炎(如风湿活动期)或严重心肌损伤所引起的心力衰竭疗效较差,且容易发生中毒;对扩张型心肌病、心肌肥厚、舒张性心力衰竭者不应选用强心苷,而应首选 β 受体阻断药、ACE 抑制药。②治疗某些心律失常。如心房颤动、心房扑动及室上性心动过速,可有效控制心房颤动、心房扑动患者的心室率,使心脏泵血功能得以保护,并促使心房扑动转为窦性心律。

五、扩血管药

扩血管药物因迅速降低心脏的前、后负荷可改善急性心力衰竭症状,一些长期的临床观察资料提示肼屈嗪、硝酸异山梨酯还可减轻心肌的病理重构。常用药物有硝酸酯类、肼屈嗪、硝普钠、哌唑嗪。

(一)治疗 CHF 作用机制

扩血管药治疗心力衰竭的机制为扩张静脉,使静脉回心血量减少,降低心脏的前负荷,进而降低肺楔压、左心室舒张末压(LVEDP)等,缓解肺部淤血症状;扩张小动脉,降低外周阻力,降低心脏的后负荷,增加心排血量,增加动脉供血,缓解组织缺血症状,并可弥补或抵消因小动脉扩张而可能发生的血压下降和冠状动脉供血不足等不利影响。

(二)硝酸酯类

硝酸甘油和硝酸异山梨酯的主要作用是扩张静脉,使静脉容量增加、右房压力降低,减轻淤血及呼吸困难;并能选择性地舒张心外膜的冠状血管,在缺血性心肌病时增加冠状动脉血流而提高其心室的收缩和舒张功能,解除心力衰竭症状,提高患者的运动耐力。

(三)肼屈嗪

肼屈嗪能扩张小动脉,降低心脏后负荷,增加每搏量,也较明显地增加肾血流量。因能反射性激活交感神经及 RAAS,故长期单独应用疗效难以持续。主要用于肾功能不全或对 ACE 抑制药不能耐受的 CHF 患者。

(四)硝普钠

硝普钠能扩张小静脉和小动脉,降低心脏前、后负荷。作用快,静脉滴注后2～5分钟见效,故可快速控制危急的 CHF。适用于需迅速降低血压和肺楔压的急性肺水肿、高血压危象等危重病例。

六、非苷类正性肌力药

(一)儿茶酚胺类

β 受体参与维持正常心脏功能。但是,CHF 时交感神经处于激活状态,内源性儿茶酚胺的长期影响使 β 受体尤其是 $β_1$ 受体向下调节,β 受体与 Gs 蛋白脱耦联;心肌细胞中 Gs 与 Gi 蛋白平衡失调,对儿茶酚胺及 β 受体激动药的敏感性下降。在后期更是病情恶化的主要因素之一,而且易引起心率加快和心律失常。因此,本类药物主要用于强心苷反应不佳或禁忌者,更适用于伴有心率减慢或传导阻滞的患者。

如多巴胺,本品小剂量时激动多巴胺受体,扩张肾、肠系膜血管及冠状血管,增加肾血流量和肾小球滤过率,促进排钠;稍大剂量激动 β 受体,并促使去甲肾上腺素释放,抑制其摄取,故能增加外周血管阻力、加强心肌收缩性、增加心排血量;大剂量时激动 α 受体,致血管收缩,心脏后负荷增加。多用于急性心力衰竭,常做静脉滴注,应用时应注意用量。

(二)磷酸二酯酶抑制药

磷酸二酯酶抑制药(PDEI)通过抑制磷酸二酯酶Ⅲ而明显提高心肌细胞内 cAMP 含量,增加细胞内钙浓度,发挥正性肌力和血管舒张双重作用,缓解心力衰竭症状,属正性肌力扩血管药。但这类药物是否能降低心力衰竭患者的病死率和延长其寿命,目前尚有争论。主要用于心力衰竭时做短时间的支持疗法,尤其是对强心苷、利尿药及血管扩张药反应不佳的患者。

如氨力农,是一种新型的非苷、非儿茶酚胺类强心药,为磷酸二酯酶抑制药。口服和静脉注射均有效,兼有正性肌力作用和血管舒张作用,能增加心肌收缩力,增加心排血量,降低心脏前、后负荷,降低左心室充盈压,改善左心室功能,增加心脏指数,但对平均动脉压和心率无明显影响,一般不引起心律失常。尚可使房室结传导功能增强,故对伴有房室传导阻滞的患者较为安全。应用期间不增加洋地黄的毒性,不增加心肌耗氧量,未见对缺血性心脏病增加心肌缺血的征象,故不必停用洋地黄、利尿药及血管扩张药。本品口服后 1 小时起效,1~3 小时达最大效应,作用维持 4~6 小时。静脉注射 2 分钟内生效,10 分钟作用达高峰,作用持续 1.0~1.5 小时。口服量的 10%~40% 在 24 小时内以原形从尿中排泄。用于对强心苷、利尿药及血管扩张药治疗无效或效果欠佳的各种原因引起的急、慢性顽固性 CHF 的短期治疗。

七、钙通道阻滞剂

钙通道阻滞剂有确切的扩张动脉作用,从理论上讲,应有益于心力衰竭患者的治疗,然而对第一代钙通道阻滞剂维拉帕米、地尔硫草、硝苯地平和第二代钙通道阻滞剂非洛地平、氨氯地平的临床研究资料表明,钙通道阻滞剂对收缩期心室功能障碍者并不降低病死率。目前,不主张将钙通道阻滞剂作为心力衰竭治疗的一线药物,主要用于舒张期功能障碍的心力衰竭。本类药物非洛地平、氨氯地平等详见本章第一节钙通道阻滞剂。

八、其他

如辅酶 Q_{10},可在人体内呼吸链中起质子移位及电子传递作用,不仅可作为细胞代谢和细胞呼吸激活剂,还可作为重要的抗氧化剂和非特异性免疫增强剂,促进氧化磷酸化反应,保护生物膜结构完整性。具有抗冠心病、抗心力衰竭、抗心律失常、降压、抗多柔比星的心脏毒性及保肝等作用。可用于以下方面:①充血性心力衰竭、冠心病、高血压、心律失常、病毒性心肌炎的辅助治疗。②也试用于原发性和继发性醛固酮增多症、颈部外伤后遗症、脑血管障碍、出血性休克及肝炎(如病毒性肝炎、亚急性重型肝炎、慢性活动性肝炎)等。③癌症的综合治疗:能减轻放疗、化疗等引起的某些不良反应。

第五节 调血脂药

一、降低总胆固醇和低密度脂蛋白的药物

（一）他汀类（HMG-CoA 还原酶抑制药）

他汀类药物是一类对心血管系统具有全面保护作用、安全性好、不良反应少、疗效确切的高效调血脂药物，它的非调脂作用和作用多向性日益受到重视并已得到广泛的临床应用。他汀类的多器官保护作用使之已成为心血管病防治中的基础药物之一。

作用与应用。①调血脂作用。他汀类有明显的调血脂作用，在治疗剂量下对低密度脂蛋白胆固醇（LDL-C）的降低作用最强，总胆固醇（TC）次之，降甘油三酯（TG）作用很弱。调血脂作用呈剂量依赖性，用药 2 周出现明显疗效，4～6 周达高峰，而高密度脂蛋白胆固醇（HDL-C）略有升高。人体内胆固醇（Ch）主要由肝合成，羟甲戊二酰辅酶 A（HMG-CoA）还原酶是肝细胞合成 Ch 过程中的限速酶，抑制 HMG-CoA 还原酶则减少内源性 Ch 合成。由于各种他汀类与 HMG-CoA 还原酶亲和力不同，所以调血脂的作用各异。②非调血脂作用。他汀类除调血脂作用外，尚具有下列作用：改善血管内皮功能，提高血管内皮对扩血管物质的反应性；抑制血管平滑肌细胞的增殖和迁移，促进其凋亡；减少动脉壁巨噬细胞及泡沫细胞的形成，使动脉粥样硬化斑块稳定和缩小；降低血浆 C 反应蛋白，减轻动脉粥样硬化过程的炎性反应；抑制单核细胞-巨噬细胞的黏附和分泌功能；抑制血小板聚集和提高纤溶活性等。这些作用亦有助于抗动脉粥样硬化。他汀类主要用于杂合子家族性和非家族性Ⅱa、Ⅱb 和Ⅲ型高脂蛋白血症；也可用于 2 型糖尿病和肾病综合征引起的高胆固醇血症，对病情较严重者可与胆汁酸结合树脂合用。此外，还可用于肾病综合征、血管成形术后再狭窄、心脑血管急性事件的预防及器官移植后的排斥反应和骨质疏松症等。

常见药物为洛伐他汀，为第一个新型的调血脂药——HMG-CoA 还原酶抑制剂类药物。主要用于：①原发性高胆固醇血症（Ⅱa 及Ⅱb 型）。②混合型高脂血症。合并有高胆固醇血症和高甘油三酯血症，而以高胆固醇血症为主的患者。③缺血性脑卒中的防治。

（二）胆汁酸结合树脂（胆酸螯合剂）

考来烯胺为常见的胆汁酸结合树脂。考来烯胺为阴离子交换树脂，口服后不被吸收，与肠道的胆汁酸牢固结合，阻碍胆汁酸的肝肠循环和反复利用，使血中胆酸量减少，结果促使血中胆固醇向胆酸转化，因而降低血胆固醇。能降低血浆总胆固醇和低密度脂蛋白胆固醇，其强度与剂量有关，载脂蛋白 B（ApoB）也相应降低，但高密度脂蛋白（HDL）几乎无改变。对甘油三酯和极低密度脂蛋白（VLDL）的影响较小。与他汀类药物联合应用有协同作用。用于Ⅱa型高脂血症（高胆固醇血症）、动脉粥样硬化；也可用于胆道不完全梗阻、肝硬化或胆石症所致的皮肤瘙痒症。对单纯甘油三酯高者无效。其缺点是用量大，约 2% 的患者产生胃肠反应。

（三）酰基辅酶 A 胆固醇酰基转移酶抑制药

甲亚油酰胺为常见的酰基辅酶 A 胆固醇酰基转移酶抑制药。可抑制酰基辅酶 A 胆固醇酰基转移酶（ACAT），因抑制 ACAT 而发挥调血脂和抗动脉粥样硬化的效应。本品可阻滞细胞内胆固醇向胆固醇酯的转化，减少外源性胆固醇的吸收，阻滞胆固醇在肝形成极低密度脂蛋白，并且阻滞外周组织胆固醇酯的蓄积和泡沫细胞的形成，有利于胆固醇的逆向转运，使血浆及组织胆固醇降低。主要适用于Ⅱ型高脂蛋白血症。

（四）胆固醇吸收、合成抑制药

代表药物为依折麦布，是选择性胆固醇吸收抑制药。口服后附着于小肠绒毛刷状缘，抑制胆固醇的吸收，降低小肠中的胆固醇向肝脏中的转运，使得肝脏胆固醇贮量降低从而清除血液中的胆固醇。与 HMG-CoA 还原酶抑制剂联合使用能有效改善血清中总胆固醇、低密度脂蛋白胆固醇、载脂蛋白 B（ApoB）、甘油三酯及高密度脂蛋白胆固醇水平，不影响小肠对甘油三酯、脂肪酸、胆汁酸、孕酮、炔雌醇及脂溶性维生素 A、D 的吸收。用于：①原发性高胆固醇血症。②纯合子家族性高胆固醇血症（HoFH）。③纯合子家族性谷固醇血症（或植物固醇血症）。

二、降低甘油三酯及极低密度脂蛋白的药物

（一）贝特类

非诺贝特为常见贝特类药物。本品为氯贝丁酸衍生物类调血脂药，能降低血低密度脂蛋白胆固醇、胆固醇、甘油三酯，升高高密度脂蛋白胆固醇。抑制极低密度脂蛋白胆固醇（VLDL-C）的生成，并使甘油三酯分解增多；还使载脂蛋白 A I 和 A II 生成增加，从而增高高密度脂蛋白。除有调血脂作用外，本品尚有降低血尿酸的作用。其药效较强，不良反应较小。口服吸收快。用于治疗高脂血症，尤其是高甘油三酯血症、混合型高脂血症。

（二）烟酸类

烟酸为其代表性药物。烟酸为广谱调血脂药，较大剂量烟酸能迅速降低血浆甘油三酯和极低密度脂蛋白，也降低低密度脂蛋白，但起效较慢；升高血浆高密度脂蛋白，且是少有的降低 Lp(a) 药物；此外，尚具有抑制血小板聚集和扩张血管作用。用于高甘油三酯血症（Ⅲ、Ⅳ、Ⅴ型高脂蛋白血症）、高胆固醇血症、混合型高脂血症、低高密度脂蛋白血症及 Lp(a) 血症。若与他汀类或贝特类合用，可提高疗效。

第五章 消化系统药物

第一节 抗酸药及治疗消化性溃疡药

一、复方氢氧化铝

（一）别名

达胃宁,胃舒平。

（二）作用与特点

本品有抗酸、吸附、局部止血、保护溃疡面等作用,效力较弱、缓慢而持久。

（三）适应证

本品主要用于胃酸过多、胃及十二指肠溃疡、反流性食管炎及上消化道出血等。由于铝离子在肠内与磷酸盐结合成不溶解的磷酸铝自粪便排出,故尿毒症患者服用大剂量氢氧化铝后可减少磷酸盐的吸收,减轻酸血症。鸟粪石型尿结石患者服用本品,可因磷酸盐吸收减少而减缓结石的生长或防止其复发。也可用于治疗甲状旁腺功能减退症和肾病型骨软化症患者,以调节钙磷平衡。

（四）用法与用量

口服:每次 2～4 片,每天 3 次,饭前 30 分钟或胃痛发作时嚼碎后服。

（五）不良反应与注意事项

本品可致便秘。因本品能妨碍磷的吸收,故不宜长期大剂量使用。便秘者、肾功能不全者慎用。

（六）药物相互作用

本品含多价铝离子,可与四环素类形成络合物而影响其吸收,故不宜合用。

可通过多种机制干扰地高辛、华法林、双香豆素、奎宁、奎尼丁、氯丙嗪、普萘洛尔、吲哚美辛、异烟肼、维生素及巴比妥类的吸收或消除,使上述药物的疗效受到影响,应尽量避免同时使用。

(七)制剂与规格

片剂:每片含氢氧化铝 0.245 g、三硅酸镁 0.105 g、颠茄流浸膏 0.002 6 mL。

(八)医保类型及剂型

甲类:口服常释剂。

二、碳酸氢钠

(一)别名

重碳酸钠,酸式碳酸钠,重曹,小苏打。

(二)作用与特点

本药口服后能迅速中和胃中过剩的胃酸,减轻疼痛,但作用持续时间较短。口服易吸收,能碱化尿液,与某些磺胺药同服,可防止磺胺在尿中结晶析出。

(三)适应证

胃痛,苯巴比妥、阿司匹林等的中毒解救。代谢性酸血症、高钾血症及各种原因引起的伴有酸中毒症状的休克,早期脑栓塞以及严重哮喘持续状态经其他药物治疗无效者。真菌性阴道炎。

(四)用法与用量

口服:每次 0.5～2.0 g,每天 3 次,饭前服用。静脉滴注:5% 溶液,成人每次100～200 mL,小儿 5 mL/kg。4% 溶液阴道冲洗或坐浴:每晚 1 次,每次 500～1 000 mL,连用 7 天。

(五)不良反应与注意事项

本品可引起继发性胃酸分泌增加,长期大量服用可能引起碱血症。静脉滴注本品时,低钙血症患者可能产生阵发性抽搐,而对缺钾患者可能产生低钾血症的症状。严重胃溃疡患者慎用,充血性心力衰竭、水肿和肾衰竭的酸中毒患者,使用本品应慎重。

(六)药物相互作用

不宜与胃蛋白酶合剂,维生素 C 等酸性药物合用,不宜与重酒石酸间羟胺、庆大霉素、四环素、肾上腺素、多巴酚丁胺、苯妥英钠、钙盐等同瓶静脉滴注。

（七）制剂与规格

（1）片剂：每片 0.3 g，0.5 g。

（2）注射液：0.5 g/10 mL，12.5 g/250 mL。

（八）医保类型及剂型

甲类：口服常释剂。

三、硫糖铝

（一）别名

胃溃宁、素得。

（二）作用与特点

本品能与胃蛋白酶络合，抑制该酶分解蛋白质；并能与胃黏膜的蛋白质（主要为清蛋白及纤维蛋白）络合形成保护膜，覆盖溃疡面，阻止胃酸、胃蛋白酶和胆汁酸的渗透、侵蚀，从而利于黏膜再生和溃疡愈合。本品在溃疡区的沉积能诱导表皮生长因子积聚，促进溃疡愈合。同时本品还能刺激胃黏膜合成前列腺素，改善黏液质量，加速组织修复。服用本品后，仅 2%～5% 的硫酸二糖被吸收，并由尿排出。

（三）适应证

胃及十二指肠溃疡。

（四）用法与用量

口服：每次 1 g，每天 3～4 次，饭前 1 小时及睡前服用。

（五）不良反应与注意事项

不良反应主要为便秘。个别患者可出现口干、恶心、胃痛等。治疗收效后，应继续服药数月，以免复发。

（六）药物相互作用

不宜与多酶片合用，否则两者疗效均降低。与西咪替丁合用时可能使本品疗效降低。

（七）制剂与规格

（1）片剂：0.25 g，0.5 g。

（2）分散片：0.5 g。

（3）胶囊剂：0.25 g。

(4)悬胶剂:5 mL(含硫糖铝1 g)。

(八)医保类型及剂型

乙类:口服常释剂、口服液体剂。

四、铝碳酸镁

(一)别名

铝碳酸镁。

(二)作用与特点

本品为抗酸药。抗酸作用迅速且作用温和,可避免 pH 过高引起的胃酸分泌加剧。作用持久是本品的另一特点。

(三)适应证

胃及十二指肠溃疡。

(四)用法与用量

一般每次1 g,每天3次,饭后1小时服用。十二指肠壶腹部溃疡6周为1个疗程,胃溃疡8周为1个疗程。

(五)不良反应与注意事项

本品不良反应轻微,但有个别患者可能出现腹泻。

(六)药物相互作用

本品含有铝、镁等多价金属离子,与四环素类合用时应错开服药时间。

(七)制剂与规格

片剂:0.5 g。

(八)医保类型及剂型

乙类:口服常释剂。

五、奥美拉唑

(一)别名

洛赛克。

(二)作用与特点

本品高度选择性地抑制壁细胞中的 H^+,K^+-ATP 酶(质子泵),使胃酸分泌减少。其作用依赖于剂量。本品对乙酰胆碱或组胺受体均无影响。除了本品对酸分泌的作用之外,临床上未观察到明显的药效学作用。本品起效迅速,每天服1次即能可逆地控制胃酸分泌,持续约24小时。本品口服后3小时达血药浓度峰值。血浆蛋白结合率为95%,分布容积 $0.34 \sim 0.37$ L/kg。本品主要由肝脏代谢后由尿及粪中排出。其血药浓度与胃酸抑制作用无明显相关性。每天服用1次即能可逆地控制胃酸分泌,持续约24小时。

(三)适应证

十二指肠溃疡、胃溃疡、反流性食管炎、卓-艾综合征。

(四)用法与用量

口服:每次 20 mg,每天 1 次。十二指肠溃疡患者,能迅速缓解症状,大多数病例在 2 周内愈合。第1疗程未能完全愈合者,再治疗 2 周通常能愈合。①胃溃疡和反流性食管炎患者,能迅速缓解症状,多数病例在 4 周内愈合。第 1 个疗程后未完全愈合者,再治疗 4 周通常可愈合。对一般剂量无效者,改每天服用本品 1 次,40 mg,可能愈合。②卓-艾综合征:建议的初始剂量为60 mg,每天 1 次。剂量应个别调整。每天剂量超过 80 mg 时,应分 2 次服用。

(五)不良反应与注意事项

本品耐受性良好,罕见恶心、头痛、腹泻、便秘和肠胃胀气,少数出现皮疹。这些作用均较短暂且轻微,并与治疗无关。因酸分泌明显减少,理论上可增加肠道感染的危险。本品尚无已知的禁忌证。孕妇及儿童用药安全性未确立,本品能延长地西泮和苯妥英的消除。与经 P450 酶系代谢的其他药物如华法林,可能有相互作用。

(六)制剂与规格

胶囊剂:20 mg。

(七)医保类型及剂型

乙类:口服常释剂、注射剂。

六、泮托拉唑

(一)别名

潘妥洛克,泰美尼克。

(二)作用与特点

泮托拉唑是第 3 个能与 H^+,K^+-ATP 酶产生共价结合并发挥作用的质子泵抑制药,它与奥美拉唑和兰索拉唑同属苯并咪唑的衍生物,与奥美拉唑和兰索拉唑相比,泮托拉唑与质子泵的结合选择性更高,而且更为稳定。泮托拉唑口服生物利用度为77%,达峰时间为2.5小时,半衰期为0.9～1.9小时,但抑制胃酸的作用一旦出现,即使药物已经从循环中被清除以后,仍可维持较长时间。泮托拉唑无论单次、多次口服或静脉给药,药动学均呈剂量依赖性关系。

(三)适应证

本品主要用于胃及十二指肠溃疡、胃-食管反流性疾病、卓-艾综合征等。

(四)用法与用量

常用量每次 40 mg,每天 1 次,早餐时间服用,不可嚼碎;个别对其他药物无反应的病例可每天服用2次。老年患者及肝功能受损者每天剂量不得超过40 mg。十二指肠溃疡疗程 2 周,必要时再服 2 周;胃溃疡及反流性食管炎疗程4 周,必要时再服 4 周。总疗程不超过 8 周。

(五)不良反应与注意事项

偶可引起头痛和腹泻,极少引起恶心、上腹痛、腹胀、皮疹、瘙痒及头晕等。个别病例出现水肿、发热和一过性视力障碍。神经性消化不良等轻微胃肠疾病不建议使用本品;用药前必须排除胃与食管恶性病变。肝功能不良患者慎用;妊娠头 3 个月和哺乳期妇女禁用本品。

(六)制剂与规格

肠溶片:40 mg。

(七)医保类型及剂型

乙类:口服常释剂、注射剂。

七、法莫替丁

(一)作用与特点

本品拮抗胃黏膜壁细胞的组胺 H_2 受体而显示强大而持久的胃酸分泌抑制作用。本品的安全范围广,又无抗雄激素作用及抑制药物代谢的作用。本品的 H_2 受体拮抗作用比西咪替丁强 10～148 倍,对组胺刺激胃酸分泌的抑制作用比西咪替丁约强 40 倍,持续时间长 3～15 倍。能显著抑制应激所致大鼠胃黏膜中糖蛋白含量的减少。对大鼠实验性胃溃疡或十二指肠溃疡的发生,其抑制作用比西咪替丁强,连续给药能促进愈合,效力比西咪替丁强。对失血及给予组胺所致大鼠胃出血具有抑制作用。本品口服后2～3小时达血浓度峰值,口服及静脉给药半衰期均约3小时。尿中仅见原形及其氧化物,口服时,后者占尿中总排量的 5％～15％,静脉给药时占 80％,人给药后 24 小时内原形药物的尿排泄率,口服时为35％～44％,静脉给药为 88％～91％。

(二)适应证

口服用于胃溃疡、十二指肠溃疡、吻合口溃疡、反流性食管炎;口服或静脉注射用于上消化道出血(消化性溃疡、急性应激性溃疡、出血性胃炎所致)及卓-艾综合征。

(三)用法与用量

口服:每次 20 mg,每天 2 次(早餐后、晚餐后或临睡前)。静脉注射或滴注:每次 20 mg 溶于生理盐水或葡萄糖注射液 20 mL 中缓慢静脉注射或滴注,每天 2 次,通常 1 周内起效,患者可口服时改口服。

(四)不良反应与注意事项

不良反应较少。最常见的有头痛、头晕、便秘和腹泻,发生率分别为 4.7％、1.3％、1.2％、1.7％。偶见皮疹、荨麻疹(应停药)、白细胞减少、氨基转移酶升高等。罕见腹部胀满感、食欲缺乏及心率增加、血压上升、颜面潮红、月经不调等。本品慎用于有药物过敏史、肾衰竭或肝病患者。孕妇慎用。哺乳期妇女使用时应停止哺乳。对小儿的安全性尚未确立。本品应在排除恶性肿瘤后再行给药。

(五)制剂与规格

(1)片剂:10 mg,20 mg。

(2)注射剂:20 mg：2 mL。

(3)胶囊剂:20 mg。

(六)医保类型及剂型

乙类:口服常释剂、注射剂。

八、西咪替丁

(一)别名

甲氰咪胍。

(二)作用与特点

本品属组胺 H_2 受体阻滞剂的代表性药品,能抑制基础胃酸及各种刺激引起的胃酸分泌,并能减少胃蛋白酶的分泌。本品口服生物利用度约 70%,口服后吸收迅速,1.5 小时血药浓度达峰值,半衰期约为 2 小时,小部分在肝脏氧化为亚砜化合物或 5-羟甲基化合物,50%～70% 以原形从尿中排出,可排出口服量的 80%～90%。

(三)适应证

适用于治疗十二指肠溃疡、胃溃疡、反流性食管炎、复发性溃疡病等;本品对皮肤瘙痒症也有一定疗效。

(四)用法与用量

口服:每次 200 mg,每天 3 次,睡前加用 400 mg;注射:用葡萄糖注射液或葡萄糖氯化钠注射液稀释后静脉滴注,每次 200～600 mg;或用上述溶液 20 mL 稀释后缓慢静脉注射,每次 200 mg,4～6 小时 1 次。每天剂量不宜超过 2 g。也可直接肌内注射。

(五)不良反应与注意事项

少数患者可能有轻度腹泻、眩晕、嗜睡、面部潮红、出汗等。停药后可恢复。极少数患者有白细胞减少或全血细胞减少等。少数肾功能不全或患有脑病的老年患者可有轻微精神障碍。少数患者可出现中毒性肝炎,转氨酶一过性升高,血肌酐轻度升高或蛋白尿等,一般停药后可恢复正常。肝、肾功能不全者慎用,应根据肌酐清除率指标调整给药剂量。肌酐清除率为 0～15 mL/min 者忌用。

(六)药物相互作用

本品为一种强效肝微粒体酶抑制药,可降低华法林、苯妥英钠、普萘洛尔、地西泮、茶碱、卡马西平、美托洛尔、地高辛、奎尼丁、咖啡因等药物在肝内的代谢,延迟这些药物的排泄,导致其血药浓度明显升高,合并用药时需减少上述药物的剂量。

(七)制剂与规格

(1)片剂:每片 200 mg。

(2)注射剂:每支 200 mg。

(八)医保类型及剂型

甲类:口服常释剂、注射剂。

九、大黄碳酸氢钠

(一)作用与特点

本品有抗酸、健胃作用。

(二)适应证

本品用于胃酸过多、消化不良、食欲缺乏等。

(三)用法与用量

口服,每次 1～3 片,每天 3 次,饭前服。

(四)制剂与规格

片剂:每片含碳酸氢钠、大黄粉各 0.15 g,薄荷油适量。

(五)医保类型及剂型

甲类:口服常释剂。

十、碳酸钙

(一)别名

兰达。

(二)作用与特点

本品为中和胃酸药,可中和或缓冲胃酸,作用缓和而持久,但对胃酸分泌无直接抑制作用,并可因提高胃酸 pH 而消除胃酸对壁细胞分泌的反馈性抑制。本品与胃酸作用产生二氧化碳与氯化钙,前者可引起嗳气,后者在碱性液中再形成碳酸钙、磷酸钙而引起便秘。本品在胃酸中转化为氯化钙,小肠吸收部分钙,由尿排泄,其中大部分由肾小管重吸收。本品口服后约 85% 转化为不溶性钙盐如磷酸钙、碳酸钙,由粪便排出。

(三)适应证

缓解由胃酸过多引起的上腹痛、反酸、胃部烧灼感和上腹不适。

(四)用法与用量

2～5 岁儿童(11.0～21.9 kg)每次 59.2 mg,6～11 岁儿童(22.0～43.9 kg)每次 118.4 mg,饭后1 小时或需要时口服 1 次,每天不超过 3 次,连续服用最大推荐剂量不超过 14 天。

(五)不良反应与注意事项

偶见嗳气、便秘。大剂量服用可发生高钙血症。心肾功能不全者慎用。长期大量服用本品应定期测血钙浓度。

(六)药物相互作用

与噻嗪类利尿药合用,可增加肾小管对钙的重吸收。慎与洋地黄类药物联合使用。

(七)制剂与规格

(1)混悬剂:11.84 g:148 mL。

(2)片剂:0.5 g。

十一、盐酸雷尼替丁

(一)别名

西斯塔,兰百幸,欧化达,善卫得。

(二)作用与特点

本品为一选择性的 H 受体阻滞剂,能有效地抑制组胺、五肽胃泌素及食物刺激后引起的胃酸分泌,降低胃酸和胃酶的活性,但对胃泌素的分泌无影响。作用比西咪替丁强 5～8 倍,对胃及十二指肠溃疡的疗效高,具有速效和长效的特点。本品口服生物利用度约 50%,半衰期为 2.0～2.7 小时,静脉注射 1 mg/kg,瞬间血药浓度为 3 000 ng/mL,维持在 100 ng/mL 以上可达 4 小时。大部分以原形药物从肾排泄。

(三)适应证

临床上主要用于治疗十二指肠溃疡、良性溃疡病、术后溃疡、反流性食管炎及卓-艾综合征等。

(四)用法与用量

口服:每天 2 次,每次 150 mg,早晚饭时服。

(五)不良反应与注意事项

较轻,偶见头痛、皮疹和腹泻。个别患者有白细胞或血小板计数减少。有过敏史者禁用。除必要外,妊娠哺乳妇女不用本品。8 岁以下儿童禁用。肝、肾功能不全者慎用。对肝有一定毒性,个别患者转氨酶升高,但停药后即可恢复。

（六）药物相互作用

本品与普鲁卡因、N-乙酰普鲁卡因合用，可减慢后者从肾的清除速率。本品还能减少肝血流，使经肝代谢的普萘洛尔、利多卡因和美托洛尔的代谢减慢，作用增强。

（七）制剂与规格

（1）片剂：0.15 g。

（2）胶囊剂：0.15 g。

（八）医保类型及剂型

甲类：口服常释剂、注射剂。

十二、尼扎替定

（一）别名

爱希。

（二）作用与特点

本药是一种组胺 H_2 受体阻滞剂，和组胺竞争性地与组胺 H_2 受体相结合，可逆性地抑制其功能，特别是对胃壁细胞上的 H_2 受体，可显著抑制夜间胃酸分泌达 12 小时，亦显著抑制食物、咖啡因、倍他唑和五肽胃泌素刺激的胃酸分泌。口服后并不影响胃分泌液中胃蛋白酶的活性，但总的胃蛋白酶分泌量随胃液分泌量的减少相应的减少，此外可增加他唑刺激的内因子分泌，本药不影响基础胃泌素分泌。口服生物利用度为 70% 以上。口服 150 mg，0.5～3.0 小时后达到血药浓度峰值，为 700～1 800 μg/L，与血浆蛋白结合率约为 35%，半衰期为 1～2 小时。90% 以上口服剂量的尼扎替定在 12 小时内从尿中排出，其中约 60% 以原形排出。

（三）适应证

活动性十二指肠溃疡。胃食管反流性疾病，包括糜烂或溃疡性食管炎，缓解胃灼热症状。良性活动性胃溃疡。

（四）用法与用量

（1）活动性十二指肠溃疡及良性活动性胃溃疡：300 mg/d，分 1～2 次服用；维持治疗时150 mg，每天 1 次。

（2）胃食管反流性疾病：150 mg，每天 2 次。中、重度肾功能损害者剂量酚减。

（五）不良反应与注意事项

患者可有头痛、腹痛、肌痛、无力、背痛、胸痛、感染和发热以及消化系统、神经系统、呼吸系统不良反应，偶有皮疹及瘙痒。罕见肝功异常，贫血，血小板减少症及变态反应。开始治疗前应先排除恶性溃疡的可能性。对本品过敏者及对其他 H_2 受体阻滞剂有过敏史者禁用。

（六）药物相互作用

本药不抑制细胞色素 P450 关联的药物代谢酶系统。与大剂量阿司匹林合用会增加水杨酸盐的血浓度。

（七）制剂与规格

胶囊剂：150 mg。

十三、雷贝拉唑钠

（一）别名

波利特。

（二）作用与特点

本品具有很强的 H^+，K^+-ATP 酶抑制作用，胃酸分泌抑制作用以及抗溃疡作用。健康成年男子在禁食情况下口服本剂 20 mg，3.6 小时后达血药浓度峰值 437 ng/mL，半衰期为 1.49 小时。

（三）适应证

胃溃疡、十二指肠溃疡、吻合口溃疡、反流性食管炎、卓-艾综合征。

（四）用法与用量

成人推荐剂量为每次 10～20 mg，每天 1 次。胃溃疡、吻合口溃疡、反流性食管炎的疗程一般以 8 周为限，十二指肠溃疡的疗程以 6 周为限。

（五）不良反应与注意事项

严重的不良反应有休克，血象异常，视力障碍。其他不良反应有过敏症，血液系统异常，肝功异常，循环系统、精神神经系统异常。此外有水肿，总胆固醇、中性脂肪、BUN 升高，蛋白尿。

（六）药物相互作用

与地高辛合用时，可升高其血中浓度。与含氢氧化铝凝胶、氢氧化镁的制酸剂同时或其后1小时服用,本药平均血药浓度和药时曲线下面积分别下降8%和6%。

(七)制剂与规格

薄膜衣片:10 mg,20 mg。

十四、枸橼酸铋钾

(一)别名

胶体次枸橼酸铋,德诺,丽珠得乐,得乐,可维加。

(二)作用与特点

本品在胃酸条件下,以极微沉淀覆盖在溃疡表面形成一层保护膜,从而隔绝了胃酸、酶及食物对溃疡黏膜的侵蚀,促进黏膜再生,使溃疡愈合。本品还有良好的抗幽门螺杆菌作用。因而本品具有明显的抗溃疡作用,给药后在胃底、胃窦部、十二指肠、空肠及回肠均有铋的吸收,其中以小肠吸收为多。血药浓度与给药剂量呈相关性,一般于给药后 4 周血药浓度达稳态。血浆浓度通常小于 $50\ \mu g/L$。分布主要聚集在肾脏(占吸收的60%)。有关本品吸收后的代谢与排泄资料较少。一些铋剂中毒患者血与尿的排泄半衰期分别为4.5天和5.2天,脑脊液中可达 13.9 天。

(三)适应证

本品适用于治疗胃溃疡、十二指肠壶腹部溃疡、多发溃疡及吻合口溃疡等多种消化性溃疡。

(四)用法与用量

$480\ mg/d$,分 2～4 次服用。除特殊情况,疗程不得超过 2 个月。若需继续用药,在开始下1个疗程前 2 个月须禁服任何含铋制剂。

(五)不良反应与注意事项

主要表现为胃肠道症状,如恶心、呕吐、便秘和腹泻。偶见一些轻度变态反应。服药期间舌及大便可呈灰黑色。肾功能不全者禁用。

(六)药物相互作用

与四环素同时服用会影响四环素的吸收。不得与其他含铋制剂同服。不宜与制酸药及牛奶合用,因牛奶及制酸药可干扰其作用。

(七)制剂与规格

(1)片剂:120 mg。

（2）胶囊剂：120 mg。

（3）颗粒剂：每小包 1.2 g（含本品 300 mg）。

（八）医保类型及剂型

乙类：口服常释剂、颗粒剂。

十五、米索前列醇

（一）作用与特点

本品为最早进入临床的合成前列腺素 E_1 的衍生物，能抑制基础胃酸分泌和由组胺、五肽胃泌素、食物或咖啡所引起的胃酸分泌。本品有局部和全身两者相结合的作用，其局部作用是主要的。其通过直接抑制壁细胞来抑制胃酸分泌。本品还显示有细胞保护作用。本品口服吸收良好，由于本品口服后迅速代谢为有药理活性的游离酸，因而不能测定原药的血药浓度。本品分布以大肠、胃和小肠组织及血浆中最多。其游离酸在血浆半衰期为（20.6±0.9）分钟；本品主要经肾途径排泄，给药后 24 小时内，约 80% 从尿和粪便中排出，尿中的排泄量为粪便中的 2 倍。本品在临床应用中未观察到有药物相互作用。

（二）适应证

十二指肠溃疡和胃溃疡。

（三）用法与用量

口服：每次 200 μg，在餐前或睡前服用，每天 1 次，4～8 周为 1 个疗程。

（四）不良反应与注意事项

轻度而短暂地腹泻、恶心、头痛、眩晕和腹部不适；本品禁用于已知对前列腺素类药物过敏者及孕妇；如在服用时怀孕，应立即停药。脑血管或冠状动脉疾病的患者应慎用。

（五）制剂与规格

片剂：200 μg。

十六、替普瑞酮

（一）别名

戊四烯酮，施维舒，E0671。

（二）作用与特点

本品能促进胃黏膜及胃黏液层中主要的黏膜修复因子即高分子糖蛋白的合

成,提高黏液中的磷脂质浓度,提高黏膜的防御能力。本品还能防止胃黏膜病变时黏膜增殖区细胞增殖能力的下降。因此本品已证明对难治的溃疡也有良好效果,使已修复的黏膜壁显示正常迹象,也有防止复发的作用。本品不影响胃液分泌和运动等胃的生理功能,但对各种实验性溃疡(寒冷应激性、阿司匹林、利舍平、乙酸、烧灼所致)已证明其均具有较强的抗溃疡作用。

(三)适应证

胃溃疡。

(四)用法与用量

口服:饭后 30 分钟以内口服,每次 50 mg,每天 3 次。

(五)不良反应与注意事项

偶见头痛、便秘、腹胀及肝转氨酶轻度上升、总胆固醇值升高、皮疹等,但停药后均迅速消失。妊娠期用药的安全性尚未确立,故孕妇应权衡利弊慎重用药。小儿用药的安全性也尚未确立。

(六)制剂与规格

(1)胶囊剂:50 mg。

(2)细粒剂:100 mg。

第二节　助　消　化　药

一、胰酶

(一)作用与特点

为多种酶的混合物,主要为胰蛋白酶,胰淀粉酶和胰脂肪酶。本品在中性或弱碱性环境中活性较强,促进蛋白质和淀粉的消化,对脂肪亦有一定的消化作用。

(二)适应证

本品主要用于消化不良、食欲缺乏及肝、胰腺疾病引起的消化障碍。

（三）用法与用量

每次 0.3～0.6 g，每天 3 次，饭前服。

（四）不良反应与注意事项

不宜与酸性药物同服。与等量碳酸氢钠同服可增加疗效。

（五）制剂与规格

肠溶片：0.3 g，0.5 g。

（六）医保类型及剂型

乙类：口服常释剂。

二、慷彼申

（一）作用与特点

本品可取代和补充人体本身分泌之消化酶，刺激胃和胰之天然分泌，对消化食物有重大的作用。米曲菌酶促使蛋白质及糖类在胃及十二指肠降解。在空肠及回肠中释放出的胰酶继续完成食物蛋白质、糖类及脂肪的降解。所包含的植物性酶和动物性胰酶，能在任何不同的酸碱度中发挥其最佳的效果。

（二）适应证

肠胃之消化酶不足，消化不良，受胆囊、肝或胰腺病影响而引起之消化失常。其他药物所引起的肠胃不适。高龄所致消化功能衰退。促进病后初愈，尤其是传染病或手术后之消化功能障碍，促进食物吸收，帮助咀嚼功能受限或食物限制等特种病情之消化能力。

（三）用法与用量

成人每天口服 50 mg（1 粒），每天 3 次，进食时服用。如未见效，剂量可加倍。

（四）不良反应与注意事项

急性胰腺炎和慢性胰腺炎的急性发作期禁用。

（五）制剂与规格

糖衣片：每片含胰酶 220 mg、脂肪酶 7 400 U、蛋白酶 420 U、淀粉酶 7 000 U、米曲菌中提取的酶120 mg、纤维素酶 70 U、蛋白酶 10 U 和淀粉酶 170 U。

第三节　促胃肠动力药

一、多潘立酮

(一)剂型规格

片剂:10 mg。分散片:10 mg。栓剂:10 mg、30 mg 和 60 mg。注射液:2 mL:10 mg。滴剂:1 mL:10 mg。混悬液:1 mL:1 mg。

(二)适应证

由胃排空延缓、胃-食管反流、慢性胃炎和食管炎引起的消化不良。外科、妇科手术后的恶心、呕吐。抗帕金森综合征药物引起的胃肠道症状和多巴胺受体激动药所致的不良反应。抗癌药引起的呕吐。但对氮芥等强效致吐药引起的呕吐疗效较差。胃炎、肝炎和胰腺炎等引起的呕吐,及其他疾病,如偏头痛、痛经、颅脑外伤和尿毒症等,胃镜检查和血液透析、放疗引起的恶心、呕吐。儿童各种原因(如感染等)引起的急性和持续性呕吐。

(三)用法与用量

肌内注射:每次 10 mg,必要时可重复给药。口服:每次 10～20 mg,每天3 次,饭前服。直肠给药:每次 60 mg,每天 2～3 次。

(四)注意事项

1 岁以下小儿慎用、哺乳期妇女慎用。

(五)不良反应

偶见头痛、头晕、嗜睡、倦怠和神经过敏等。如使用较大剂量可能引起非哺乳期泌乳,并且在一些更年期后妇女及男性患者中出现乳房胀痛现象;也可致月经失调。消化系统偶有口干、便秘、腹泻和短时的腹部痉挛性疼痛现象。皮肤偶见一过性皮疹或瘙痒症状。

(六)禁忌证

对本药过敏者,嗜铬细胞瘤、乳腺癌、机械性肠梗阻、胃肠道出血患者及孕妇。

(七)药物相互作用

增加对乙酰氨基酚、氨苄西林、左旋多巴、四环素等药物的吸收速度。对服用对乙酰氨基酚的患者,不影响其血药浓度。胃肠解痉药与本药合用,可能发生药理拮抗作用,减弱本药的治疗作用,两者不宜联用。与 H_2 受体阻滞剂合用,由于 H_2 受体阻滞剂改变了胃内 pH,减少本药在胃肠道的吸收,故两者不宜合用。维生素 B_6 可抑制催乳素的分泌,减轻本药泌乳反应。制酸药可以降低本药的口服生物利用度,不宜合用。口服含铝盐或铋盐的药物(如硫糖铝、胶体枸橼酸铋钾、复方碳酸铋等)后能与胃黏膜蛋白结合,形成络合物以保护胃壁,本药能增强胃部蠕动,促进胃内排空,缩短该类药物在胃内的作用时间,降低药物的疗效。

(八)药物过量

用药过量可出现困倦、嗜睡、心律失常、方向感丧失、锥体外系反应以及低血压等症状,但以上反应多数是自限性的,通常在 24 小时内消失。本药过量时无特殊的解药或特效药。应予对症支持治疗,并密切监测。给患者洗胃和/或使用药用炭,可加速药物清除。使用抗胆碱药、抗帕金森病药以及具有抗副交感神经生理作用的抗组胺药,有助于控制与本药毒性有关的锥体外系反应。

二、西沙必利

(一)剂型规格

片剂:5 mg、10 mg。胶囊:5 mg。干混悬剂:100 mg。

(二)适应证

本品可用于由神经损伤、神经性食欲缺乏、迷走神经切断术或部分胃切除引起的胃轻瘫。也用于X线、内镜检查呈阴性的上消化道不适;对胃-食管反流和食管炎也有良好作用,其疗效与雷尼替丁相同,与后者合用时其疗效可能得到加强;还可用于假性肠梗阻导致的推进性蠕动不足和胃肠内容物滞留及慢性便秘;对于采取体位和饮食措施仍不能控制的幼儿慢性、过多性反胃及呕吐也可试用本品治疗。

(三)注意事项

由于本品促进胃肠活动,可能发生瞬时性腹部痉挛、腹鸣或腹泻,此时可考虑酌减剂量。当幼儿或婴儿发生腹泻时应酌减剂量。本品对胃肠道功能增加的患者可能有害,必须使用时应注意观察。本品可能引起心电图 Q-T 间期延长、昏厥和严重的心律失常。当过量服用或与酮康唑同服时可引起严重的尖端扭转型室性心动过速。本品无胚胎毒性,也无致畸作用,但小于 34 周的早产儿应慎重用药。对于老年人,由于半衰期延长,故治疗剂量应酌减。肝、肾功能不全患者开始剂量可减半,以后可根据治疗结果及可能发生的不良反应及时调整剂量。本品虽不影响精神运动功能,不引起镇静和嗜睡,但加速中枢抑制剂如巴比妥类和乙醇等的吸收,因此使用时应注意。

(四)不良反应

曾有过敏、轻度短暂头痛或头晕的报道。偶见可逆性肝功能异常,并可能伴有胆汁淤积。罕见惊厥性癫痫、锥体外系反应及尿频等。

(五)禁忌证

对本品过敏者禁用,哺乳期妇女勿用本品。

(六)药物相互作用

由于本品系通过促进肠肌层节后神经释放乙酰胆碱而发挥胃肠动力作用,因此抗胆碱药可降低本品效应。服用本品后,胃排空速率加快,如同服经胃吸收的药物,其吸收速率可能降低,而经小肠吸收的药物其吸收速率可能会增加(如苯二氮䓬类、抗凝剂、对乙酰氨基酚及 H_2 受体阻滞药等)。对于个别与本品相关的药物需确定其剂量时,最好监测其血药浓度。

三、伊托必利

(一)剂型规格

片剂:50 mg。

(二)适应证

本品主要适用于功能性消化不良引起的各种症状,如上腹部不适、餐后饱胀、早饱、食欲缺乏、恶心和呕吐等。

(三)用法与用量

口服,成人每天 3 次,每次 1 片,饭前服用。可根据年龄、症状适当增减或遵医嘱。

(四)注意事项

高龄患者用药时易出现不良反应,用时注意。严重肝肾功能不全者、孕妇及哺乳期妇女慎用,儿童不宜使用。

(五)不良反应

主要不良反应有过敏症状,如皮疹、发热、瘙痒感等;消化道症状,如腹泻、腹痛、便秘、唾液增加等;神经系统症状,如头痛、刺痛感、睡眠障碍等;血液系统症状,如白细胞减少,当确认异常时应停药。偶见血尿素氮(BUN)或肌酐升高、胸背部疼痛、疲劳、手指发麻和手抖等。

(六)禁忌证

对本药过敏者。胃肠道出血穿孔、机械性梗阻的患者禁用。

(七)药物相互作用

抗胆碱药可能会对抗伊托必利的作用,故两者不宜合用;本品可能增强乙酰胆碱的作用,使用时应注意。

(八)药物过量

药物过量表现为出现乙酰胆碱作用亢进症状,应采取对症治疗,可采用阿托品解救。

四、莫沙必利

(一)剂型规格

片剂:5 mg。

(二)适应证

慢性胃炎或功能性消化不良引起的消化道症状,如上腹部胀满感、腹胀和上腹部疼痛;嗳气、恶心、呕吐和胃烧灼感等。

(三)用法与用量

常用剂量每次 5 mg,每天 3 次,饭前或饭后服用。

(四)注意事项

服用本品 2 周后,如消化道症状无变化,应停止服用。孕妇和哺乳期妇女、儿童及青少年、有肝肾功能障碍的老年患者慎用。

(五)不良反应

不良反应的发生率约为 4%。主要表现为腹泻、腹痛、口干、皮疹、倦怠、头晕、不适、心悸等。另有约 3.8% 的患者出现检验指标异常变化,表现为嗜酸性粒细胞增多、甘油三酯升高、ALT 升高等。

(六)禁忌证

对本药过敏者。胃肠道出血者或肠梗阻患者。

(七)药物相互作用

与抗胆碱药物合用可能减弱本品的作用。

第四节 止吐及催吐药

一、甲氧氯普胺

(一)剂型规格

片剂:5 mg。注射液:1 mL:10 mg。

(二)适应证

本品用于因脑部肿瘤手术、肿瘤的放疗及化疗、脑外伤后遗症、急性颅脑损伤以及药物所引起的呕吐。对于胃胀气性消化不良、食欲缺乏、嗳气、恶心、呕吐有较好疗效。也可用于海空作业引起的呕吐及晕车症状。增加食管括约肌压力,从而减少全身麻醉时胃肠道反流所致吸入性肺炎的发生率;可减轻钡餐检查时的恶心、呕吐反应现象,促进钡剂通过;十二指肠插管前服用,有助于顺利插管。对糖尿病性胃轻瘫、胃下垂等有一定疗效;也用于幽门梗阻及对常规治疗无效的十二指肠溃疡。可减轻偏头痛引起的恶心,并可能由于提高胃通过率而促进麦角胺的吸收。本品的催乳作用可试用于乳量严重不足的产妇。可用于胆管疾病和慢性胰腺炎的辅助治疗。

(三)用法与用量

口服:一次 5～10 mg,一天 10～30 mg。饭前半小时服用。肌内注射:一次10～20 mg。每天剂量一般不宜超过 0.5 mg/kg,否则易引起锥体外系反应。

(四)注意事项

注射给药可能引起直立位低血压。本品大剂量或长期应用可能因阻断多巴胺受体,使胆碱能受体相对亢进而导致锥体外系反应(特别是年轻人)。主要表现为帕金森综合征,可出现肌震颤、头向后倾、斜颈、阵发性双眼向上注视、发声困难、共济失调等。可用苯海索等抗胆碱药治疗。遇光变成黄色或黄棕色后,毒性增高。

(五)不良反应

不良反应主要为镇静作用,可有倦怠、嗜睡、头晕等。其他有便秘、腹泻、皮疹及溢乳、男子乳房发育等,但较为少见。

（六）禁忌证

孕妇禁用。禁用于嗜铬细胞瘤、癫痫、进行放疗或化疗的乳腺癌患者,也禁用于胃肠道活动增强可导致危险的病例。

（七）药物相互作用

吩噻嗪类药物能增强本品的锥体外系不良反应,不宜合用。抗胆碱药(阿托品、丙胺太林、颠茄等)能减弱本品增强胃肠运动功能的效应,两药合用时应予注意。可降低西咪替丁的口服生物利用度,两药若必须合用,服药时间应至少间隔1小时。能增加对乙酰氨基酚、氨苄西林、左旋多巴和四环素等的吸收速率,地高辛的吸收因合用本品而减少。

（八）药物过量

患者表现为深昏睡状态,神志不清;肌肉痉挛,如颈部及背部肌肉痉挛、拖曳步态、头部及面部抽搐样动作,以及双手颤抖摆动等锥体外系症状。处理:用药过量时,使用抗胆碱药物(如盐酸苯海索)、治疗帕金森病药物或抗组胺药(如苯海拉明),可有助于锥体外系反应的制止。

二、盐酸昂丹司琼

（一）剂型规格

片剂:4 mg、8 mg。胶囊:8 mg。注射剂:1 mL:4 mg;2 mL:4 mg;2 mL:8 mg。

（二）适应证

本品适用于治疗由化疗和放疗引起的恶心呕吐,也可用于预防和治疗手术后引起的恶心呕吐。

（三）用法与用量

1.治疗由化疗和放疗引起的恶心、呕吐

(1)成人:给药途径和剂量应视患者情况因人而异。剂量一般为 8～32 mg;对可引起中度呕吐的化疗和放疗,应在患者接受治疗前,缓慢静脉注射 8 mg;或在治疗前 1～2 小时口服 8 mg,之后间隔 12 小时口服 8 mg。对可引起严重呕吐的化疗和放疗,可于治疗前缓慢静脉注射本品8 mg,之后间隔 2～4 小时再缓慢静脉注射8 mg,共 2 次;也可将本品加入 50～100 mL 生理盐水中于化疗前静脉滴注,滴注时间为15分钟。对可能引起严重呕吐的化疗,也可于治疗前将本品与 20 mg 地塞米松磷酸钠合用静脉滴注,以增强本品的疗效。对于上述疗法,为避免治疗后24小时出现恶心呕吐,均应持续让患者服药,每次 8 mg,每天 2 次,连服 5 天。

(2)儿童:化疗前按体表面积计算,静脉注射 5 mg/m²,12 小时后再口服 4 mg,化疗后应持续给予患儿口服 4 mg,每天 2 次,连服 5 天。

(3)老年人:可依成年人给药法给药,一般不需调整。

2.预防或治疗手术后呕吐

(1)成人:一般可于麻醉诱导同时静脉滴注 4 mg,或于麻醉前 1 小时口服 8 mg,之后每隔8 小时口服 8 mg,共 2 次。已出现术后恶心、呕吐时,可缓慢滴注 4 mg 进行治疗。

(2)肾衰竭患者:不需调整剂量、用药次数或用药途径。

(3)肝衰竭患者:由于本品主要自肝脏代谢,对中度或严重肝衰竭的患者每天用药剂量不应超过 8 mg。静脉滴注时,本品在下述溶液中是稳定的(在室温或冰箱中可保持稳定 1 周):0.9%氯化钠注射液、5%葡萄糖注射液、复方氯化钠注射液和 10%甘露醇注射液,但本品仍应于临用前配制。

(四)注意事项

怀孕期间(尤其妊娠早期)不宜使用本品。哺乳期妇女服用本品时应停止哺乳。

(五)不良反应

常见有头痛、头部和上腹部发热感、静坐不能、腹泻、皮疹、急性张力障碍性反应、便秘等;部分患者可有短暂性氨基转移酶升高;少见有支气管痉挛、心动过速、胸痛、低钾血症、心电图改变和癫痫大发作。

(六)禁忌证

有过敏史或对本品过敏者不得使用。胃肠道梗阻患者禁用。

(七)药物相互作用

与地塞米松或甲氧氯普胺合用,可以显著增强止吐效果。

(八)药物过量

过量可引起幻视、血压升高,此时适当给予对症和支持治疗。

三、托烷司琼

(一)剂型规格

注射剂:1 mL∶5 mg。胶囊剂:5 mg。

（二）适应证

本品主要用于治疗癌症化疗引起的恶心、呕吐。

（三）用法与用量

每天 5 mg，总疗程 6 天。静脉给药，在化疗前将本品 5 mg 溶于 100 mL 生理盐水、林格液或 5％葡萄糖注射液中静脉滴注或缓慢静脉推注。口服给药，每天 1 次，每次 1 粒胶囊（5 mg），于进食前至少 1 小时服用或于早上起床后立即用水送服。疗程 2～6 天，轻症者可适当缩短疗程。

（四）注意事项

哺乳期妇女不宜应用，儿童暂不推荐使用。本品可能对血压有一定影响，因此高血压未控制的患者每天剂量不宜超过 10 mg。

（五）不良反应

常规剂量下的不良反应多为一过性，常见有头痛、便秘、头晕、疲劳及胃肠功能紊乱，如腹痛和腹泻。

（六）禁忌证

对本品过敏者及妊娠妇女禁用。

（七）药物相互作用

本品与食物同服可使吸收略延迟。本品与利福平或其他肝酶诱导剂合用可使本品血浆浓度降低，因此代谢正常者需增加剂量。

四、阿扎司琼

（一）剂型规格

注射剂：2 mL：10 mg。片剂：10 mg。

（二）适应证

主要用于抗恶性肿瘤药引起的消化系统症状，如恶心、呕吐等。

（三）用法与用量

成人一般用量为 10 mg，每天 1 次静脉注射。

（四）注意事项

严重肝肾功能不全者慎用。有引起过敏性休克的可能，所以需要注意观察，一旦出现异常时应马上停药并给予适当处理。

(五)不良反应

精神系统方面有时出现头痛、头重或烦躁感；消化系统方面出现口渴，ALT、AST 和总胆红素上升；循环系统有时出现颜面苍白、冷感或心悸；其他方面有时出现皮疹、全身瘙痒、发热、乏力、双腿痉挛、颜面潮红及血管痛等。

(六)禁忌证

对本药及 5-HT₃ 受体阻滞药过敏者。胃肠道梗阻患者禁用。

(七)药物相互作用

与碱性药物，如呋塞米、甲氨蝶呤、氟尿嘧啶、吡咯他尼或依托泊苷等配伍时，有可能出现混浊或析出结晶，也可能降低本品的含量，因此本品应先与生理盐水混合后方可配伍，配伍后应在 6 小时内使用。

五、阿扑吗啡

(一)剂型规格

注射剂：1 mL：5 mg。

(二)适应证

本品用于抢救意外中毒及不能洗胃的患者。

(三)用法与用量

皮下注射：一次 2～5 mg，1 次最大剂量 5 mg。

(四)注意事项

儿童、老年人、过度疲劳者及有恶心、呕吐的患者慎用。

(五)不良反应

可出现持续的呕吐、呼吸抑制、急促和急性循环衰竭等。

(六)禁忌证

(1)与吗啡及其衍生物有交叉过敏。

(2)有心力衰竭或心力衰竭先兆的患者、醉酒状态明显者、阿片及巴比妥类中枢神经抑制药所导致的麻痹状态患者。

(七)药物相互作用

如先期服用止吐药，可降低本药的催吐作用。

第六章 抗感染药物

第一节 抗 生 素

一、β-内酰胺类

(一)青霉素类

青霉素类是一类重要的 β-内酰胺抗生素,为细菌繁殖期杀菌性抗生素,通过干扰细菌细胞壁的合成而产生抗菌作用,具有作用强、毒性低的特点。它们的抗菌作用很强,在细菌繁殖期低浓度抑菌,较高浓度杀菌。因杀菌疗效主要取决于血药浓度的高低,故在短时间内有较高的血药浓度时对治疗有利,并可减少药物分解和产生致敏物质。

1.窄谱青霉素类(代表药物青霉素)

(1)别名:青霉素 G,苄青霉素,盘尼西林。

(2)作用与应用。青霉素为天然青霉素,应用其钠盐和钾盐,它们的抗菌谱窄,不耐酸,不耐酶,易引起变态反应。青霉素对下列病原菌有高度的抗菌活性。①大多数革兰氏阳性球菌:如溶血性链球菌(A 群、B 群)、肺炎链球菌、草绿色链球菌、对青霉素敏感的金黄色葡萄球菌(目前 90% 以上的金黄色葡萄球菌可产生青霉素酶,使青霉素失活)及表皮葡萄球菌等。②革兰氏阳性杆菌:如白喉棒状杆菌、产气荚膜梭菌、破伤风梭菌、乳杆菌等。③革兰氏阴性球菌:如脑膜炎奈瑟菌、敏感淋病奈瑟菌等。④少数革兰氏阴性杆菌:如流感嗜血杆菌、百日咳鲍特菌等。⑤螺旋体:如梅毒螺旋体、回归热疏螺旋体、钩端螺旋体。⑥放线菌:如牛型放线菌等。青霉素对大多数革兰氏阴性杆菌的作用较弱;对肠球菌有中度的抗菌作用;对真菌、立克次体属、病毒、原虫等无效。金黄色葡萄球菌、淋病奈瑟菌、肺炎链球菌、脑膜炎奈瑟菌等对本品极易产生耐药性。本品口服易被胃酸及消化酶破坏,吸收少且不规则。肌内注射吸收迅速、完全,0.5~1.0 小时达血药峰浓度,半衰期($t_{1/2}$)为 0.5~1.0 小时,有效浓度维持 4~6 小时。吸收后广泛分布于全身各部位,肝、胆、肾、肠道、精液、关节滑液、淋巴液中均有大量分布,房水和脑脊液中含量较低,但炎症时药物较易进入,可达有效浓度。几乎全部以原形迅速经尿排泄。本品肌内注射或静脉滴注,是治疗敏感的革兰氏阳性球菌和杆菌、革兰氏阴性球菌及螺旋体所致感染的首选药。用于:①溶血性链球菌感染,如蜂窝织炎、丹毒、猩红热、产褥热、中耳炎、扁桃体炎、心内膜炎等。②肺炎链球菌所致的大叶性肺炎、脓胸、支气管肺炎等。③草绿色链球菌引起的心内膜炎,由于病灶部位形成赘生物,药物难以透入,常需大剂量静脉滴注才能有效。④脑膜炎奈瑟菌所致的流行性脑脊髓膜炎。⑤淋病奈瑟菌所致的生殖道淋病。⑥敏感的金黄色葡萄球菌引起的疖、痈、败血症等。⑦白喉、破伤风、气性坏疽及流产后产气荚膜梭菌所致的败血症,但须加用相应的抗毒素血清。⑧放线菌病、螺旋体感染(如钩端螺旋体病、梅毒、回归热)、鼠咬热、樊尚咽峡炎等。

(3)用法与用量。临用前,加灭菌注射用水适量使溶解。①肌内注射:轻度与一般中度感染,1 天 80 万~320 万单位,分 2~4 次给药。青霉素钾由于注射局部较疼痛,可用 0.25% 利多卡因作溶剂。小儿肌内注射青霉素钠,一般感染,每天每千克体重2.5 万~5.0 万单位,分 2~4 次给予。需要较大剂量或病情较重时应静脉滴注给药。②静脉滴注:成人 1 天 240 万~2 000 万单位,小儿每天每千克体重 20 万~40 万单位,分 4~6 次加至少量输液(100 mL)中作间隙快速(0.5~1.0 小时)滴注。输液的青霉素(钠盐)浓度一般为每毫升 1 万~4 万单位。小儿肺炎败血症,每天每千克体重 5 万~20 万单位,分 2~4 次;流行性脑脊髓膜炎,每天每千克体重 20 万~40 万单位;肺炎链球菌脑膜炎及亚急性心内膜炎,每天每千克体重 40 万~60 万单位,每 6 小时 1 次。③气雾吸入:青霉素钠溶液 20 万~40 万单位(2~4 mL),1 天 2 次。

(4)注意事项:①用药前须详细询问过敏史,对青霉素过敏者禁用。②毒性很低,但最易引起变态反应,有过敏性休克、药疹、荨麻疹、血清病样反应等,其中以皮疹最常见,以过敏性休克最严重,用药者多在接触药物后立即发生,少数患者可在数天后发生。过敏性休克患者的临床表现主要为循环衰竭、呼吸衰竭和中枢抑制。③凡初次注射或用药间隔 24 小时以上者,注射前必须进行青霉素皮肤敏感试验,皮试阳性反应者禁用。更换药品批号也应重做皮试。④做好急救准备,不在没有急救药品和抢救设备的条件下使用。⑤用药时避免患者过分饥饿,注射后应观察半小时,无反应者方可离去。避免滥用和局部用药。⑥患者对一种青霉素过敏即可能对其他青霉素类制剂过敏,也可能对青霉胺或头孢菌素类过敏。⑦严重感染时可静脉给药,分次快速滴入(不能超过每分钟50万单位为宜,一般每6小时1次)。不宜静脉推注给药,快速大剂量静脉推注可能引起速发性变态反应。⑧静脉滴注时不宜与其他药物同瓶滴注,以免引起药物相互作用。⑨青霉素肌内注射可引起疼痛、红肿或硬结。剂量过大或静脉给药过快可对大脑皮质产生直接刺激作用。鞘内注射可引起脑膜或神经刺激症状,故不宜鞘内给药。⑩青霉素钠大剂量静脉滴注可引起明显的水、电解质紊乱,应监测血清离子浓度,避免高钠血症。严重心力衰竭、肾功能不全患者慎用大剂量青霉素钠盐静脉给药。⑪严重感染时青霉素钾盐也可静脉滴注,但忌静脉推注,以免引起心脏停搏。滴注时要计算含钾量(每100万单位青霉素钾盐含钾离子65 mg,与氯化钾125 mg中的含钾量相近),并注意滴注速度不可太快,以防血钾过高。用量较大或患者肾功能不全时,则应改用钠盐滴注。⑫用本品治疗梅毒、钩端螺旋体病、雅司病、鼠咬热或炭疽等感染时,可有症状加剧现象,即赫氏反应,表现为全身不适、寒战、发热、咽痛、肌痛、心率加快等。⑬梅毒患者经青霉素治疗后病灶消失过快、组织修补过程相对较迟或由于纤维组织收缩,影响器官功能者称治疗矛盾。⑭青霉素长期大剂量应用可引起菌群失调或其他耐药菌(耐青霉素金黄色葡萄球菌、革兰氏阴性杆菌或假丝酵母)所致的二重感染。⑮重度肾功能损害者应调整剂量或延长给药间隔。⑯本品水溶液不稳定,易水解,故注射液应新鲜配制,必须保存时应置冰箱冷藏,24小时内用完。

(5)药物相互作用:给药时应注意与其他药物的配伍禁忌和相互作用。①本品及其他β-内酰胺类抗生素静脉输液中加入林可霉素、四环素、万古霉素、红霉素、两性霉素B、去甲肾上腺素、间羟胺、苯妥英钠、羟嗪、异丙嗪、B族维生素、维生素C等后将出现浑浊。②大环内酯类、四环素类、氯霉素、磺胺类等抑菌药可干扰青霉素等β-内酰胺类抗生素的杀菌活性,不宜合用。③重金属(尤其是铜、锌、汞)、氧化剂、还原剂、羟基化合物及酸性葡萄糖注射液等均可破坏青霉素等β-内酰胺类抗生素的活性。④丙磺舒、阿司匹林、吲哚美辛、保泰松可减少青霉素等β-内酰胺类抗生素在肾小管的排泄,故使青霉素的血药浓度增高,疗效持久,毒性也可能增加。⑤与氨基糖苷类抗生素有协同抗菌作用,但不能混合静脉注射,以防相互作用导致药效降低。⑥氨基酸营养液可增强青霉素等β-内酰胺类抗生素的抗原性,属配伍禁忌。

2.耐酶青霉素类(代表药物苯唑西林钠)

(1)别名:苯唑青霉素,新青霉素Ⅱ,苯甲异噁唑青霉素,安迪灵。

(2)作用与应用:本品为耐酸、耐青霉素酶异噁唑青霉素。抗菌谱、抗菌机制同青霉素,但抗菌活性较低。因耐青霉素酶,故对葡萄球菌(金黄色葡萄球菌和凝固酶阴性葡萄球菌)不产青霉素酶株和产酶株均有良好的抗菌作用,但对青霉素敏感菌株的效力则不及青霉素。本品耐酸,口服吸收量为口服量的1/3以上。肌内注射0.5 g,血药浓度于0.5小时达峰值。体内分布广,肝、肾、肠、脾、胸腔积液和关节囊液中均可达有效治疗浓度,腹水中含量较低,痰和汗液中含量微少,不能透过正常脑膜。约1/3~1/2的药物以原形从肾脏排泄,排泄速度较青霉素慢,有效血药浓度维持时间较长。$t_{1/2}$约0.4小时。主要用于耐青霉素的金黄色葡萄球菌和表皮葡萄球菌(产青霉素酶并对甲氧西林敏感)所致的各种感染。但对耐甲氧西林金黄色葡萄球菌(MRSA)感染无效。对中枢神经系统感染不适用。

(3)用法与用量。临用前,加灭菌注射用水适量使溶解。①静脉滴注:1次1~2 g,必要时可用到3 g,溶于100 mL输液内滴注0.5~1.0小时,1天3~4次。②肌内注射:成人1次1.0 g,1天3~4次。③口服:1次0.5~1.0 g,1天3~4次,宜空腹服用。口服、肌内注射均较少用。肾功能轻、中度不全者可按正常用量,重度不全者应适当减量。小儿口服、肌内注射、静脉滴注:50~100 mg/(kg·d),分2~4次给药,口服宜空腹。

(4)注意事项:①与青霉素有交叉变态反应,对本品或其他青霉素过敏者禁用。用前须做青霉素钠的皮肤敏感试验,阳性反应者禁用。新生儿、肝肾功能严重损害者、有过敏性疾病史者慎用。②变态反应可见药疹、药物热、过敏性休克。③口服可有胃肠反应,如恶心、呕吐、腹胀、腹泻、食欲缺乏等,少数人可继发白假丝酵母感染,个别人血清氨基转移酶升高。④静脉给药可见静脉炎。大剂量用药可引起抽搐等神经毒性反应,应及时停药并给予对症和支持治疗。⑤其他参见青霉素。

(5)药物相互作用:①丙磺舒竞争性抑制本品的排泄,提高血药浓度,使作用时间延长。②与西索米星、奈替米星联合应用可增强对金黄色葡萄球菌的抗菌作用,与氨苄西林、庆大霉素联合应用可增强对肠球菌的作用,但不宜与氨基糖苷类同瓶滴注。③阿司匹林、磺胺药可置换本品与血浆蛋白的结合。磺胺药可减少本品在胃肠道的吸收。

3.广谱青霉素类

最具代表性的药物为氨苄西林。

(1)别名:氨苄青霉素,氨苄青,氨苄钠,沙维西林,赛米西林,安必林,安必仙,安泰林,安西林,伊西德,欧倍林,苄那消。

(2)作用与应用:本品为半合成广谱青霉素,对革兰氏阳性和阴性菌均有杀菌作用,且耐酸可口服,但不耐酶,对耐青霉素的金黄色葡萄球菌无效,其特点是对革兰氏阴性杆菌有较强的抗菌作用。革兰氏阴性菌中淋病奈瑟菌、脑膜炎奈瑟菌、流感嗜血杆菌、百日咳鲍特菌、伤寒沙门菌、副伤寒沙门菌、痢疾志贺菌、奇异变形杆菌、布鲁菌等对本品敏感;部分大肠埃希菌对本品敏感,但多数耐药;肺炎克雷伯菌、吲哚阳性变形杆菌、铜绿假单胞菌对本品不敏感。对革兰氏阳性菌的作用与青霉素近似,其中对草绿色链球菌和肠球菌的作用较优,对其他菌的作用则较差。口服吸收不完全,严重感染仍需注射给药。体内分布广,在主要脏器中均可达有效治疗浓度,在胆汁中的浓度高于血清浓度数倍。主要以原形从肾脏排出。$t_{1/2} \leqslant 1$ 小时,丙磺舒可延缓其排泄。用于治疗敏感菌所致的泌尿系统、呼吸系统、胆道、肠道感染,以及脑膜炎、心内膜炎等。

(3)用法与用量。注射剂临用前加灭菌注射用水适量使溶解。①肌内注射:成人 1 次 0.5~1.0 g,1 天 4 次。②静脉滴注:成人 1 次 1~2 g,必要时可用 3 g,溶于 100 mL 输液内,滴注 0.5~1.0 小时,1 天 2~4 次,必要时每 4 小时 1 次。③口服:成人 50~100 mg/(kg·d),分 4 次空腹服用,或 1 次 0.25~1.00 g,1 天 4 次。小儿口服、肌内注射、静脉注射 50~100 mg/(kg·d),严重感染时可达 200 mg/(kg·d),分 2~4 次,1 天最大量 300 mg/kg。

(4)注意事项:①对本品或其他青霉素类过敏者禁用。传染性单核细胞增多症、巨细胞病毒感染、淋巴细胞白血病、淋巴瘤等患者避免使用。严重肾功能损害,有哮喘、湿疹、荨麻疹等过敏性疾病者慎用。②与青霉素有交叉变态反应,本品皮疹的发生率较高。用前须做皮肤敏感试验(可以用青霉素钠的皮试液,也可以用本品注射剂配制 500 μg/mL 皮试液,皮内注射 0.1 mL,20 分钟后观察结果),阳性反应者禁用。如发生过敏性休克,抢救原则和方法与青霉素相同。③用药期间如出现严重的持续性腹泻,可能是假膜性肠炎,应立即停药,确诊后采用相应抗生素治疗。用药过程中应维持水与电解质的平衡。④肌内注射部位宜深,以减轻局部疼痛。大剂量静脉给药可发生抽搐等神经系统毒性。⑤本品注射剂溶解后应立即使用,溶液放置后致敏物质可增多。⑥本品在弱酸性葡萄糖注射液中分解较快,在碱性溶液中易失去活性,宜用中性液体作溶剂。

（5）药物相互作用：①本品与氨基糖苷类、多黏菌素类、红霉素、四环素类、肾上腺素、间羟胺、多巴胺、氯化钙、葡萄糖酸钙、B 族维生素、维生素 C、含氨基酸的注射剂等药物呈配伍禁忌。②与阿司匹林、吲哚美辛和磺胺类药物合用可减少本品的排泄，使血药浓度升高。③本品可加强华法林的抗凝血作用；降低口服避孕药的药效。

常见的广谱青霉素还有阿莫西林。

4.抗铜绿假单胞菌广谱青霉素类（代表药物哌拉西林）

（1）别名：氧哌嗪青霉素，哔哌西林，哔哌青霉素钠，哌氨苄青霉素。

（2）作用与应用：本品为半合成广谱抗假单胞菌青霉素，对革兰氏阴性菌的抗菌作用强，包括对大肠埃希菌、变形杆菌属、肺炎克雷伯菌、铜绿假单胞菌、淋病奈瑟菌（不产 β-内酰胺酶菌株）等均有较好的抗菌作用。不产 β-内酰胺酶的沙门菌属和志贺菌属也对本品敏感。产气肠杆菌、枸橼酸杆菌、普鲁威登菌和不动杆菌属对本品的敏感性较差。沙雷菌属和产酶流感嗜血杆菌多耐药。本品对革兰氏阳性菌也有较好的抗菌作用，对肠球菌属的抗菌活性较氨苄西林低。脆弱类杆菌对本品也比较敏感。本类青霉素不耐酶，对产青霉素酶的金黄色葡萄球菌无效。不耐酸，口服不吸收，肌内注射后 30～50 分钟血药浓度达峰值。体内分布较广，在胆汁、前列腺液中药物浓度较高。药物主要经肾脏排泄，$t_{1/2}$ 约 1 小时。主要用于治疗铜绿假单胞菌和敏感革兰氏阴性杆菌所致的严重感染，如血流感染，下呼吸道、泌尿道、胆道感染，腹腔、盆腔感染，骨与关节感染以及皮肤软组织感染等；亦可与氨基糖苷类抗生素合用治疗有中性粒细胞减少症等免疫缺陷患者的感染。

（3）用法与用量。临用前，加灭菌注射用水适量使溶解。①肌内注射或静脉注射：尿路感染，成人 1 次 1 g，1 天 4 次。小儿 80～200 mg/(kg·d)，分 3～4 次给药；小儿严重感染，最大量 1 天可用 300 mg/kg。②静脉滴注：呼吸道、腹腔、胆道等感染，成人 1 天 4～12 g，分 3～4 次给药。严重感染，1 天可用 10～24 g。

（4）注意事项：①本品与青霉素有交叉变态反应，对青霉素过敏者禁用。用前须做青霉素钠的皮肤敏感试验，阳性反应者禁用。有出血史、溃疡性结肠炎、克罗恩病或假膜性结肠炎患者慎用。②注射局部可引起静脉炎或局部红肿。少数患者可出现皮疹、皮肤瘙痒等反应，约 3％的患者可发生以腹泻为主的胃肠反应。③长期用药应注意检查肝、肾功能。④其他参见青霉素。

（5）药物相互作用：①不宜与肝素、香豆素类等抗凝血药及非甾体抗炎药合用，以免引起出血；与溶栓药合用可发生严重出血。②与氨基糖苷类抗生素合用对铜绿假单胞菌、沙雷菌、克雷伯菌、其他肠杆菌属和葡萄球菌的敏感菌株有协同抗菌作用,但应分别给药。③丙磺舒阻滞本品的排泄,使血药浓度升高,作用维持时间延长。

5.抗革兰氏阴性杆菌青霉素类

本类药物供注射用的包括美西林(氮䓬脒青霉素,氮䓬西林,)和替莫西林;供口服用的有匹美西林(氮䓬脒青霉素双酯,美西林吡呋酸酯)。本类药为抑菌药,抗菌谱较窄,对肠杆菌科细菌有良好的抗菌作用,包括对大肠埃希菌、肺炎克雷伯菌、肠杆菌属、枸橼酸杆菌、志贺菌属、沙门菌属、部分沙雷菌等革兰氏阴性杆菌有较强的抗菌活性,但对铜绿假单胞菌、类杆菌属、奈瑟菌属及革兰氏阳性菌多无效。匹美西林是美西林的酯化物,口服后在体内经水解形成美西林后发挥作用,它们仅对部分肠道革兰氏阴性杆菌有效。替莫西林对大部分革兰氏阴性杆菌有效。此类药物现已少用。

(二)头孢菌素类

头孢菌素类为细菌繁殖期广谱杀菌性抗生素,具有抗菌谱广、抗菌作用强、对β-内酰胺酶较稳定、变态反应较青霉素类少见等优点。其抗菌作用机制与青霉素类相同,通过干扰细菌细胞壁合成而产生抗菌作用。头孢菌素与青霉素间可呈现不完全的交叉变态反应,一般地说,对青霉素过敏者约有 10%~30% 对头孢菌素过敏,而对头孢菌素过敏者绝大多数对青霉素过敏,需要警惕。头孢菌素与高效利尿药或氨基糖苷类抗生素联合应用,肾损害显著加强;与乙醇(即使很少量)合用时,可引起体内乙醛蓄积而呈"醉酒状"。根据头孢菌素的抗菌谱、抗菌强度、对 β-内酰胺酶的稳定性及对肾脏的毒性,本类药物可分为四代。耐甲氧西林葡萄球菌、肠球菌属对所有头孢菌素类均耐药,李斯特菌属亦通常耐药。

1.第一代头孢菌素

第一代头孢菌素对革兰氏阳性球菌的作用较第二、第三代强,包括甲氧西林敏感葡萄球菌;对大肠埃希菌、流感嗜血杆菌、克雷伯菌、奇异变形杆菌、沙门菌属、志贺菌属的部分菌株也有一定活性,但对革兰氏阴性菌产生的 β-内酰胺酶的抵抗力较弱,革兰氏阴性菌对本代抗生素较易耐药。对铜绿假单胞菌及其他非发酵革兰氏阴性杆菌(产气肠杆菌、沙雷菌、枸橼酸杆菌、吲哚阳性变形杆菌等)、类杆菌、肠球菌(头孢硫脒除外)无效。第一代头孢菌素大剂量使用时可出现肾脏毒性。主要用于甲氧西林敏感葡萄球菌及其他敏感细菌所致的呼吸道、泌尿道、皮肤软组织感染等;也可作为多种外科手术前的预防用药。常见的第一代头孢菌素有头孢氨苄、头孢拉定。

2.第二代头孢菌素

第二代头孢菌素对革兰氏阳性菌的抗菌作用低于或接近于第一代头孢菌素,对革兰氏阴性菌有明显作用,尤其对肠杆菌科细菌的作用较第一代强,抗菌谱较第一代有所扩大;对奈瑟菌、部分吲哚阳性变形杆菌、部分枸橼酸杆菌、部分肠杆菌属均有抗菌作用。但对铜绿假单胞菌及其他非发酵革兰氏阴性杆菌(不动杆菌、沙雷菌等)及肠球菌无效。对多种 β-内酰胺酶比较稳定,对第一代头孢菌素易产生耐药的菌株(如大肠埃希菌、奇异变形杆菌等)常可对本代头孢菌素有效。用于治疗大肠埃希菌、克雷伯菌属、变形杆菌属、肠杆菌科细菌中的敏感菌株所致的各种感染;亦可用于流感嗜血杆菌、肺炎链球菌、各种链球菌引起的呼吸道感染。

头孢呋辛钠是常见的第二代头孢菌素。

3.第三代头孢菌素

第三代头孢菌素具有高效、广谱、低毒、耐酶的特点。它们对革兰氏阳性菌的抗菌活性普遍不及第一、第二代头孢菌素(个别品种相近),对革兰氏阴性菌的作用较第二代头孢菌素更为优越;其抗菌谱比第二代又有所扩大,包括对肠杆菌科细菌、铜绿假单胞菌及厌氧菌有较强的作用(不同品种药物的抗菌效能不尽相同);对 β-内酰胺酶有较高的稳定性,对第一代或第二代耐药的一些革兰氏阴性菌株,第三代头孢菌素常可有效,而甲氧西林敏感葡萄球菌对第三代的敏感性较第一代差。第三代头孢菌素对肾脏基本无毒性。可用于危及生命的败血症、脑膜炎、肺炎、骨髓炎及尿路严重感染的治疗,能有效控制严重的铜绿假单胞菌感染。头孢噻肟钠属于此类。

4.第四代头孢菌素

第四代头孢菌素具有广谱抗菌活性,对革兰氏阳性菌、阴性菌均有高效,如头孢吡肟,对 β-内酰胺酶高度稳定,对革兰氏阳性球菌及甲氧西林敏感葡萄球菌的抗菌活性较第三代头孢菌素强,可用于治疗第三代头孢菌素耐药的细菌感染。

二、大环内酯类、林可霉素类、糖肽类及其他

(一)大环内酯类(典型药物红霉素)

(1)别名:红霉素碱,新红康,司丙红霉素。

(2)作用与应用:本品为细菌生长期快速抑菌剂,通过与细菌核糖体的 50S 亚基结合,阻断转肽作用和信使核糖核酸(m-RNA)的位移,抑制细菌蛋白质合成。①治疗军团菌病、支原体肺炎及其他支原体感染,本品可作为首选药。②青

霉素过敏或不耐受患者的替代用药,如化脓性链球菌、肺炎链球菌所致的扁桃体炎、急性咽炎、鼻窦炎,溶血性链球菌所致的猩红热、蜂窝织炎,白喉及白喉带菌者,气性坏疽,炭疽,破伤风,梅毒,放线菌病,李斯特菌病等。也可用于风湿热的预防。③肺炎嗜衣原体感染及其他衣原体感染。④敏感葡萄球菌、化脓性链球菌引起的皮肤软组织感染(疖、痈、化脓性皮肤病)及小面积烧伤、溃疡面感染。⑤肠阿米巴病等。⑥厌氧菌所致的口腔感染。⑦空肠弯曲菌肠炎,本品可作为首选药。⑧百日咳。⑨沙眼、结膜炎、角膜炎、睑缘炎及眼外部感染,眼膏局部应用。

(3)用法与用量。①口服:成人 1 天 1～2 g(硬脂酸红霉素按红霉素计),分 3～4 次整片吞服。治疗军团菌病,成人 1 天 2～4 g,分 4 次服用。预防风湿热,0.25 g,1 天 2 次。小儿 30～40 mg/(kg·d),分 3～4 次服,百日咳患者疗程为 14 天。②经眼给药:眼膏涂入眼睑内,1 天 2～3 次,最后一次宜在睡前使用;滴眼液滴眼,1 次 1～2 滴,1 天 4～6 次。③外用:软膏涂于患处,1 天 3 次,避免接触眼、鼻及口腔黏膜;凝胶治疗寻常痤疮,早、晚各 1 次。

(4)注意事项:①本品与其他红霉素品种或大环内酯类有交叉变态反应,故对本品及其他大环内酯类过敏者禁用。慢性肝病及肝功能损害者、孕妇禁用。哺乳期妇女慎用或暂停哺乳。②本品有潜在的肝毒性,长期及大剂量服用可引起胆汁淤积和肝酶升高,尤其是酯化红霉素较易引起。其他常见消化道反应,药物热、皮疹、荨麻疹等变态反应,还可致耳鸣、听觉减退,注射给药较易引起。心血管系统可见室性心律失常、室性心动过速、Q-T 间期延长等。③红霉素为抑菌性药物,给药应按一定的时间间隔进行,以保持体内药物浓度。④红霉素片应整片吞服,若服用药粉,则受胃酸破坏而发生降效。幼儿可服用对酸稳定的酯化红霉素。

(5)药物相互作用:①大环内酯类与 β-内酰胺类抗生素联合应用,一般认为可发生降效作用;与氯霉素和林可霉素类有拮抗作用。②大环内酯类为肝药酶抑制药,与甲泼尼龙、茶碱、卡马西平、华法林等同用时可使上述药物在肝内代谢减少,血药浓度增高而产生不良反应,必要时应调整用量。③本品可阻碍性激素类药物的肝肠循环,与口服避孕药合用可使之降低效果。④不宜与酸性药物合用或加入酸性输液中使用。⑤本品可抑制阿司咪唑、特非那定、西沙必利等药物的代谢,诱发尖端扭转型心律失常。

阿奇霉素、克拉霉素也是很常见的大环内酯类药物。

（二）林可霉素类（常见药物林可霉素）

（1）别名：洁霉素，林肯霉素，洛霉素。

（2）作用与应用：本品抗菌作用机制与大环内酯类相同，作用于细菌核糖体的 50S 亚基，抑制细菌蛋白质合成。抗菌谱与红霉素相似但较窄，主要对各类厌氧菌及革兰氏阳性需氧菌有显著的活性，对革兰氏阳性菌的抗菌作用类似于红霉素，但革兰氏阴性需氧菌、粪肠球菌、耐甲氧西林葡萄球菌、肺炎支原体对本类药物耐药。本品用于治疗盆腔感染和腹腔感染时，常与抗需氧革兰氏阴性杆菌药联合应用。本品外用治疗革兰氏阳性菌化脓性感染。

（3）用法与用量。①口服：成人 1 次 0.25～0.50 g（按林可霉素计），1 天 3～4 次；小儿 30～50 mg/(kg·d)，分 3～4 次，宜空腹服用。②肌内注射或静脉滴注：成人 1 次 0.6 g，每 8～12 小时 1 次。静脉滴注溶于 100～200 mL 输液内，滴注 1～2 小时。小儿静脉滴注 10～20 mg/(kg·d)，分 2～3 次，缓慢滴注（浓度为 6～12 mg/mL）。

（4）注意事项：①对本品或克林霉素过敏者、深部真菌感染患者禁用。肝功能不全、严重肾功能不全、胃肠疾病、哮喘、未完全控制的糖尿病、免疫力低下等疾病患者、孕妇、哺乳期妇女慎用。早产儿慎用，因内含防腐剂苯甲醇可出现抓握综合征。新生儿用药的安全性和疗效不确定。②胃肠反应表现为恶心、呕吐、舌炎、肛门瘙痒等，长期用药可引起二重感染（假膜性肠炎），此时应停药，必要时可用甲硝唑、去甲万古霉素治疗。可致变态反应，如皮疹、荨麻疹、多形红斑。也可出现白细胞减少、血小板减少、ALT 升高、黄疸、耳鸣、眩晕等。③静脉给药可致血栓性静脉炎。不可直接静脉推注。大剂量静脉快速滴注可引起心脏停搏和低血压。④长期应用应定期检查血象和肝功能。

（5）药物相互作用：①与红霉素等大环内酯类药物、氯霉素有拮抗作用，不可联合应用。②与吸入性麻醉药合用可加强对神经肌肉的阻滞，导致骨骼肌松弛和呼吸抑制或麻痹，可用抗胆碱酯酶药或钙盐解救。③与抗肠蠕动止泻药合用可致结肠内毒素排出延迟，增加引起假膜性肠炎的危险。

除林可霉素外，克林霉素也属于此类药物。

（三）糖肽类及其他

1.万古霉素类（代表药物万古霉素）

（1）别名：凡可霉素，来可信。

（2）作用与应用。本品属糖肽类抗生素，对多数革兰氏阳性球菌和杆菌具有杀菌作用,对肠球菌属具抑制作用。作用机制主要为抑制细菌细胞壁的合成,其作用部位与青霉素类和头孢菌素类不同,主要与细胞壁前体肽聚糖结合,阻断细胞壁合成,造成细胞壁缺陷而杀灭细菌,尤其对正在分裂增殖的细菌呈现快速杀菌作用。

(3)用法与用量。使用前加适量注射用水溶解后,用5％葡萄糖注射液或0.9％氯化钠注射液稀释至 5 mg/mL。①静脉滴注:全身感染,成人每 6 小时 7.5 mg/kg,或每 12 小时 15 mg/kg。严重感染可 1 天 3～4 g 短期应用。滴注速度不超过 10 mg/min(2 mL/min),每次剂量的滴注时间应在 60 分钟以上。肾功能不全患者原则上不用,必要时根据肌酐清除率调整给药剂量。小儿 20～40 mg/(kg·d),分 2～4 次(1 次 10 mg/kg,每 6 小时 1 次;或 1 次 20 mg/kg,每 12 小时 1 次)。新生儿 15～20 mg/(kg·d),分 2 次。②口服:成人 1 次 0.125～0.500 g,每 6 小时 1 次,治疗 5～10 天,1 天剂量不宜超过 4 g;小儿 1 次 10 mg/kg,每 6 小时 1 次,治疗 5～10 天。

(4)注意事项:①对万古霉素类过敏者、肾功能不全者禁用。听力减退或有耳聋病史者慎用。新生儿及孕妇、哺乳期妇女用药应权衡利弊。②可引起口麻、刺痛感、皮肤瘙痒、嗜酸性粒细胞增多、一过性白细胞减少、药物热、感冒样反应及血压剧降、过敏性休克等。③大剂量长疗程应用可致严重的耳毒性、肾毒性。耳毒性可见耳鸣、听力减退,甚至耳聋,老年及肾功能不全者易发生,及早停药可恢复;肾毒性表现为蛋白尿、管型尿、少尿、血尿、氮质血症,甚至肾衰竭。近年由于制剂纯度不断提高,肾毒性已显著减少。④用药期间应定期复查尿常规及肾功能,并注意听力改变,应避免同服有耳毒性和肾毒性的药物。⑤对老年患者及肾功能不全者应监测血药浓度,血药峰浓度不宜超过 25～40 mg/L,谷浓度不超过 5～10 mg/L。⑥静脉滴注过快、剂量过大可产生红斑样或荨麻疹样反应,皮肤发红(称为红颈或"红人"综合征),尤以躯干上部为甚,应停药并给抗组胺药。⑦口服给药可引起恶心、呕吐、口腔异味感等。不可肌内注射,因可致局部剧痛和组织坏死。静脉输入药液过浓可致血栓性静脉炎,应适当控制药液浓度和滴速,并避免药液外漏。

(5)药物相互作用:①本品与碱性溶液呈配伍禁忌,遇重金属可发生沉淀,含本品的输液中不得添加其他药物。②与氨基糖苷类、两性霉素 B、杆菌肽(注射)、多黏菌素类抗生素和高效利尿药合用或先后应用可增加耳毒性和肾毒性。与环孢素合用可增加肾毒性。③与抗组胺药合用时可能掩盖耳鸣、眩晕等耳毒性症状。④与琥珀胆碱、维库溴铵等肌松药合用可增强后者的神经肌肉阻滞作用。⑤与考来烯胺同时口服可使药效灭活。

2.多黏菌素类(代表药物黏菌素)

(1)别名:多黏菌素 E,黏杆菌素。

(2)作用与应用:本品为多肽类窄谱慢效杀菌性抗生素,主要作用于细菌细胞膜,使细菌内重要物质外漏,导致细菌死亡。对绝大多数肠道革兰氏阴性杆菌具有强大的抗菌活性,大肠埃希菌、肠杆菌属、克雷伯菌属及铜绿假单胞菌对本品呈高度敏感,沙门菌属、志贺菌属、流感嗜血杆菌及百日咳鲍特菌通常敏感,不动杆菌属、嗜肺军团菌及霍乱弧菌也敏感,但埃尔托生物型霍乱弧菌及沙雷菌属通常耐药,所有变形杆菌属及脆弱类杆菌均对本品耐药,而其他类杆菌属和真杆菌属则对本品敏感,所有革兰氏阳性菌对本品均耐药。目前多黏菌素类已很少全身应用,主要为局部应用。①注射用黏菌素适用于:对其他抗菌药物耐药的铜绿假单胞菌菌株所致的严重感染,必要时可与其他抗感染药物联合应用;治疗多重耐药的大肠埃希菌、肺炎克雷伯菌等革兰氏阴性菌严重感染,无其他有效抗感染药物时可选用本品治疗。②口服用于儿童大肠埃希菌的肠炎和其他敏感菌所致的肠道感染。③肠道手术前准备:中性粒细胞减低患者可用本品联合其他抗感染药物口服,以减少肠道菌群。④外用于烧伤和创伤引起的铜绿假单胞菌感染;耳、眼等部位的敏感菌感染。

(3)用法与用量。①口服:成人 1 天 100 万～150 万单位,分 3 次餐前服,重症时剂量可加倍;小儿每天每千克体重 2 万～3 万单位,分 3～4 次服。②静脉滴注:成人 1 天 100 万～150 万单位,小儿每天每千克体重 2 万～3 万单位,分 2 次缓慢静脉滴注。③外用:灭菌粉剂用氯化钠注射液溶解,制备成每毫升 1 万～5 万单位的溶液剂。

(4)注意事项:①对多黏菌素类药过敏者禁用。不推荐 2 岁以下儿童使用。孕妇、肾功能不全者慎用。②可引起皮疹、瘙痒等过敏症状。口服时可有恶心、呕吐、食欲缺乏、腹泻等。肌内注射可致局部疼痛,静脉给药可引起静脉炎。③本类药物具有明显的肾毒性,亦可引起头晕、面部麻木、周围神经炎和神经肌肉阻滞而引起呼吸抑制,新斯的明治疗无效,只能进行人工呼吸,钙剂可能有效。④肾功能损害者不宜用,必须应用时应根据肾功能调整剂量。⑤本品注射已少用。用时剂量不宜过大,静脉滴注速度宜慢,疗程不宜超过 10～14 天。治疗过程中定期复查尿常规及肾功能。

(5)药物相互作用:不宜与其他有肾毒性的药物(氨基糖苷类、头孢噻吩、万古霉素等)及肌松药合用。

3.杆菌肽类

代表药物如杆菌肽。

(1)别名:亚枯草菌素,枯草菌肽,崔西杆菌素。

(2)作用与应用:本品属慢效杀菌药,对革兰氏阳性菌有强大的抗菌作用,对耐 β-内酰胺酶的细菌也有作用;对革兰氏阴性球菌、螺旋体、放线菌等也有一定作用;对革兰氏阴性杆菌无效。细菌对其耐药性产生缓慢,耐药菌株少见,与其他抗生素无交叉耐药性。本品口服不吸收,局部应用也很少吸收。由于严重的肾毒性反应,临床仅用于局部抗感染,其优点是刺激性小、变态反应少、不易产生耐药性。其锌盐制剂可增加抗菌作用。用于耐青霉素的葡萄球菌、链球菌所致的皮肤软组织及眼部感染,如脓疱疮等化脓性皮肤病及烧伤、溃疡面的感染;细菌性结膜炎、睑缘炎及睑腺炎。

(3)用法与用量:外用,软膏局部涂于患处,1 天 4～5 次;眼膏涂于结膜囊内,每 3～4 小时 1 次,或睡前涂 1 次。

(4)注意事项:①对本品过敏者禁用。过敏体质者慎用。②有轻微刺激感,偶见变态反应。③避免在创面长期或大面积使用,使用不宜超过 1 周。

(5)药物相互作用:避免与有肾毒性的药物合用。

4.其他

如莫匹罗星,是一种局部外用抗生素,通过可逆性地结合于细菌异亮氨酸合成酶,阻止异亮氨酸渗入,从而使细胞内含异亮氨酸的蛋白质合成终止而起抑菌和杀菌作用。

三、氨基糖苷类

本类药物的共同特点:①为快速杀菌药,对静止期细菌有较强作用,主要作用于细菌核糖体 30S 亚基,抑制细菌蛋白质合成,并破坏细菌细胞膜的完整性。②抗菌谱基本相同,对葡萄球菌属、需氧革兰氏阴性杆菌具有良好的抗菌活性;有的品种对铜绿假单胞菌、结核分枝杆菌及金黄色葡萄球菌有抗菌作用。③细菌对不同品种之间有部分或完全性交叉耐药。④水溶性好,性质稳定(除链霉素外)。血清蛋白结合率低,大多低于 10%。⑤胃肠道吸收差,注射给药后大部分经肾脏以原形排出。⑥具有不同程度的肾毒性和耳毒性(前庭功能损害或听力减退),并可有对神经肌肉接头的阻滞作用。肾功能不良者、老年人、儿童和孕妇应尽量避免使用本类抗生素。

(一)天然来源类

如庆大霉素。

（1）别名：正泰霉素，艮他霉素，艮太霉素。

（2）作用与应用。本品是由小单胞菌产生的一种多组分抗生素，对大肠埃希菌、产气肠杆菌、克雷伯菌属、奇异变形杆菌、某些吲哚阳性变形杆菌、肠杆菌属、枸橼酸杆菌属、铜绿假单胞菌、某些奈瑟菌、某些无色素沙雷菌和志贺菌等革兰氏阴性菌有抗菌作用；革兰氏阳性菌中，金黄色葡萄球菌对本品尚可有一定的敏感性，但链球菌（包括化脓性链球菌、肺炎链球菌、粪肠球菌等）均对本品耐药；厌氧菌（类杆菌属）、结核分枝杆菌、立克次体、病毒和真菌亦对本品耐药。近年来，由于本品的广泛应用，耐药菌株逐渐增多，铜绿假单胞菌、克雷伯菌、吲哚阳性变形杆菌对本品的耐药率甚高。主要用于：①大肠埃希菌、克雷伯菌属、变形杆菌、敏感铜绿假单胞菌等革兰氏阴性菌引起的系统或局部感染。临床常与β-内酰胺类或其他抗感染药物联合应用。与青霉素（或氨苄西林）联合治疗草绿色链球菌性心内膜炎或肠球菌属感染。②鞘内注射可作为铜绿假单胞菌或葡萄球菌所致的严重中枢神经系统感染（脑膜炎、脑室炎）的辅助治疗。③口服治疗细菌性痢疾或其他细菌性肠道感染，或作结肠手术前准备。也可用本品肌内注射合并克林霉素或甲硝唑以减少结肠手术后感染的发生率。④敏感菌所致的细菌性结膜炎、睑缘炎、角膜炎、泪囊炎、睑腺炎等，可眼部用药。⑤庆大霉素普鲁卡因 B_{12} 颗粒或胶囊口服，三者起到抗菌、止痛和促进胃黏膜修复的作用，可治疗慢性浅表性胃炎及胃溃疡。

（3）用法与用量。①肌内注射或静脉滴注：成人 1 次 80 mg（8 万单位），1 天 2～3 次（间隔 8 小时）。对于革兰氏阴性杆菌所致重症感染或铜绿假单胞菌全身感染，1 天量可用到 5 mg/kg。静脉滴注可将 1 次量（80 mg）用输液 100 mL 稀释，于 30 分钟左右滴入；小儿 3～5 mg/(kg·d)，分 2 次给予。②口服：用于肠道感染或作术前准备，1 次 80～160 mg（8 万～16 万单位），1 天 3～4 次；小儿 10～15 mg/(kg·d)，分 3～4 次服。治疗慢性浅表性胃炎及胃溃疡，庆大霉素普鲁卡因 B_{12} 颗粒或胶囊 1 次 1 袋（或 2 粒），1 天 3 次，餐前温开水送服，6 周为 1 个疗程。③经眼给药：滴眼液滴入眼睑内，1 次 1～2 滴，1 天 4～6 次；结膜下注射，眼内感染 3～10 mg/0.5 mL；前房内注射，50～100 µg/0.1 mL。④局部给药：珠链放置脓腔中，缓慢地释放药物起局部抗菌作用。⑤鞘内或脑室内注射：成人 1 次 4～8 mg，小儿 1 次 1～2 mg，每 2～3 天 1 次。

（4）注意事项：①用药前询问患者有无氨基糖苷类药物过敏史，对本品或其他氨基糖苷类抗生素过敏者禁用。②本类药物不宜作为门诊一线用药。脱水、低血压、重症肌无力、第八对脑神经损害、帕金森病患者、新生儿、婴幼儿（6 岁以下)、老年(50岁以上)及肾功能减退和接受肌松药治疗的患者尽量避免应用或慎用,必须应用时,应尽可能监测血药浓度,并应根据肾功能调整用量。③本类药物均具不同程度的耳毒性(听神经与前庭神经损害)和肾毒性,偶可出现神经肌肉接头阻滞而引起呼吸停止。尚可引起 ALT、AST 升高,嗜酸性粒细胞增多,中性粒细胞减少,发热,面部麻木,周围神经炎等。④应用本类药物时应注意定期检查尿常规、肾功能,注意观察听力和前庭功能改变,疗程通常不宜超过2周。以上各项检查如出现异常,应立即减量或停用。⑤本品血药峰浓度超过12 μg/mL,谷浓度超过2 μg/mL 以上时可出现毒性反应,对于肾功能不全或长期用药者应进行血药浓度监测。⑥偶可发生变态反应。⑦本品1天量宜分2～3次给药,以维持有效血药浓度,并减轻毒性反应。不要把1天量集中在1次给予。因有呼吸抑制作用,不可静脉推注。⑧对链球菌感染无效,由链球菌引起的上呼吸道感染不应使用。⑨使用含类固醇的复方制剂勿超过2周,长期使用可能会引起眼压升高等。

　　(5)药物相互作用:①本类药物应避免与其他有耳毒性、肾毒性的药物,肌松药,吸入性麻醉药等合用。②本类药物与青霉素类、头孢菌素类同瓶滴注时呈配伍禁忌,应避免。③镇静催眠药及有镇静作用的其他类药因可抑制患者的反应性,合用时也要慎重。④与双膦酸盐类药物合用可引起严重的低钙血症。⑤可减少扎西他滨的肾脏排泄。

　　链霉素也属于此种类型,是最早应用的氨基糖苷类药物,也是第一个治疗结核病的药物。本品对结核分枝杆菌有强大的抗菌作用,非结核分枝杆菌对本品大多耐药。

(二)半合成类(代表药物阿米卡星)

　　(1)别名:丁胺卡那霉素,阿米卡霉素,氨羟丁酰卡那霉素。

　　(2)作用与应用:本品是卡那霉素 A 的半合成衍生物。抗菌谱与庆大霉素相似,对革兰氏阴性菌中的大肠埃希菌、铜绿假单胞菌、吲哚阳性和阴性变形杆菌、克雷伯菌属、不动杆菌、枸橼酸杆菌、沙雷菌和肠杆菌属的部分菌株有很强的抗菌作用;对结核分枝杆菌、非结核分枝杆菌和金黄色葡萄球菌(产酶和不产酶株)也有良好的抗菌活性。其他革兰氏阳性球菌(包括粪肠球菌)、厌氧菌、立克次体、真菌和病毒均对本品不敏感。本品突出的优点是对肠道革兰氏阴性杆菌和铜绿假单胞菌所产生的多种氨基糖苷类钝化酶稳定,故对一些氨基糖苷类(如卡那霉素、庆大霉素、妥布霉素)耐药菌株所致的感染仍能有效控制,与β-内酰胺类联合可获得协同作用。口服不吸收,肌内注射血药浓度达峰时间为60分钟。

血浆蛋白结合率低于3.5％,主要分布于细胞外液,不易透过血-脑屏障。在给药后24小时内有94％～98％的药物以原形经尿排出。$t_{1/2}$为1.8～2.5小时,肾功能减退时可延长至30小时。不良反应中,其耳毒性强于庆大霉素,肾毒性较庆大霉素低。主要用于治疗革兰氏阴性杆菌(包括敏感铜绿假单胞菌等)所致的严重感染,如细菌性心内膜炎、血流感染(包括新生儿脓毒血症)、下呼吸道感染、骨和关节感染、皮肤软组织感染、胆道感染、腹腔感染(包括腹膜炎)、烧伤感染、手术后感染(包括血管外科手术后感染)、反复发作性尿路感染。不宜用于单纯性尿路感染的初治。

(3)用法与用量。肌内注射或静脉滴注:成人1次0.75 mg/kg,每12小时1次,1天总量不超过1.5 g,疗程不超过10天;小儿5～10 mg/(kg·d),分2～3次(开始用10 mg/kg,以后7.5 mg/kg,每12小时1次),较大儿童可按成人用量。给药途径以肌内注射为主,也可加入0.9％氯化钠注射液或5％葡萄糖注射液100～200 mL中静脉滴注,在30～60分钟内缓慢滴入,儿童则为1～2小时。肾功能不全者首次剂量0.75 mg/kg,以后则调整使血药峰浓度为25 μg/mL、谷浓度为5～8 μg/mL。

(4)注意事项:①对本品及其他氨基糖苷类过敏者禁用。脱水、肾功能损害、应用强效利尿药的患者及老年人慎用。②本品的不良反应发生率和程度与庆大霉素和妥布霉素相似,可引起耳、肾毒性,少见周围神经炎、变态反应和神经肌肉阻滞。本品干扰正常菌群,长期应用可导致非敏感菌过度生长。③本品不可用于静脉推注,不能用于体腔注射,静脉输注速度务必缓慢。④其他参见庆大霉素。

(5)药物相互作用:①对于铜绿假单胞菌感染,常需与抗铜绿假单胞菌青霉素(如哌拉西林等)联合应用,但两者不可置于同一容器中,以免降低疗效。②其他参见庆大霉素。

四、四环素类及氯霉素类

(一)四环素类

1.天然四环素类

代表药物四环素。

(1)别名:四环素碱。

(2)作用与应用:四环素类药物为速效抑菌剂,与细菌核糖体30S亚基A位特异性结合,抑制肽链延长和蛋白质合成,尚可改变细菌胞质膜的通透性,极高浓度时具有杀菌作用。本类药物为广谱抗生素,但对伤寒沙门菌、副伤寒沙门菌、铜绿假单胞菌、结核分枝杆菌、真菌和病毒无效。近年来,由于耐药菌株日益增多,四环素类药物不良反应问题突出,已不再作为治疗细菌性感染的首选药,现主要用于:①立克次体病(包括流行性斑疹伤寒、地方性斑疹伤寒、落基山斑点热、Q 热和恙虫病等);支原体肺炎;螺旋体病(回归热);衣原体感染(鹦鹉热、性病淋巴肉芽肿、非淋菌性尿道炎、输卵管炎、宫颈炎和沙眼);布鲁菌病(需与氨基糖苷类联合治疗);霍乱;土拉菌病;慢性游走性红斑;鼠疫(需与氨基糖苷类联合治疗)。②对青霉素类抗生素过敏的破伤风、气性坏疽、雅司病、梅毒、淋病、钩端螺旋体病。③敏感菌引起的呼吸道、胆道、尿路、皮肤软组织等部位的轻症感染和痤疮的治疗。④盐酸四环素醋酸可的松眼膏可用于眼部细菌感染或无菌性结膜炎、过敏性眼炎、角膜炎及沙眼。复方四环素泼尼松膜用于复发性阿弗他溃疡、糜烂型扁平苔藓、溃疡性口炎、药物过敏性口炎、天疱疮及类天疱疮的口腔损害等。

(3)用法与用量。①口服:成人 1 次 0.5 g,1 天 3～4 次;8 岁以上患儿 30～40 mg/(kg·d),分 3～4 次服。②静脉滴注:1 天 1～1.5 g,分 2～3 次,加入 5％～10％葡萄糖注射液稀释至 0.1％的浓度滴注。③眼膏外用:1 天 1～2 次,涂抹于结膜囊内。④局部贴用:复方四环素泼尼松膜,1 天 3 次。

(4)注意事项:①孕妇、哺乳期妇女及 8 岁以下儿童禁用。肝、肾功能不全者慎用。②口服可引起胃肠反应,除恶心、呕吐、腹痛、腹泻外,常可发生食管溃疡。本类药物可致局部刺激、变态反应(皮疹、荨麻疹、光敏性皮炎、哮喘及其他皮肤变化)、牙齿黄染、牙釉质发育不全及龋齿,还可抑制婴儿骨骼发育。长期大剂量应用可引起肝损害,出现恶心、呕吐、黄疸、氨基转移酶升高、呕血、便血等;肾功能不全者可加重肾损害,导致血尿素氮和肌酐值升高等。③长期用药可致菌群失调,轻者引起维生素缺乏,也常可见到由于白假丝酵母和其他耐药菌引起的二重感染(鹅口疮、肠炎),包括艰难梭菌所致的假膜性肠炎(表现为剧烈腹泻、发热、肠壁坏死、体液渗出,甚至休克、死亡),应立即停药并同时进行抗真菌治疗或口服万古霉素、甲硝唑。④本品肌内注射刺激大,禁用。静脉滴注易引起静脉炎和血栓,宜用低浓度(＜0.1％)缓慢滴注,以减轻局部反应,并应尽早改为口服给药。⑤四环素宜空腹服用,食物可阻滞本品的吸收,使生物利用度显著下降。⑥四环素盐酸盐的生物利用度比四环素碱好,但对消化道的刺激较大,服药时应多饮水,并避免卧床服药,以免药物滞留食管形成溃疡。⑦四环素保管不当或过期变质会生成有毒性的差向四环素,不可再用。复方四环素泼尼松膜遇水、遇光、遇热易变质,应放于低温、干燥、避光处。

(5)药物相互作用:①碱性药、H_2 受体阻断药或抗酸药可降低本类药物的溶解度,使吸收减少,活性降低;铁、钙、镁、铝等金属离子可与本类药物络合而影响吸收。与铁剂或抗酸药并用时,应间隔 2~3 小时。②本类药物为抑菌剂,可干扰青霉素类对细菌繁殖期的杀菌作用,最好避免这两类药物同时使用。③与强效利尿药呋塞米等同用可加重肾功能损害。④四环素类能抑制肠道菌群,使甾体避孕药的肝肠循环受阻而妨碍避孕效果,并增加经期外出血。

2.半合成四环素类(代表药物多西环素)

(1)别名:强力霉素,多西霉素,去氧土霉素,福多力,利尔诺,美尔力。

(2)作用与应用。本品抗菌谱与四环素基本相同,抗菌活性较四环素强 2~10 倍,具有强效、速效、长效的特点,微生物对本品与四环素、土霉素等有密切的交叉耐药性。口服吸收迅速且完全,不易受食物影响。大部分药物随胆汁进入肠腔排泄,肠道中的药物多以无活性的结合型或络合型存在,很少引起二重感染。少量药物经肾脏排泄,肾功能减退时粪便中药物的排泄增多,故肾功能减退时也可使用。$t_{1/2}$ 长达 12~22 小时,每天用药 1 次即可。临床适应证与四环素相同,主要用于:①敏感的革兰氏阳性球菌和革兰氏阴性杆菌所致的上呼吸道感染(扁桃体炎、老年慢性支气管炎)、胆道感染、淋巴结炎、蜂窝织炎等,特别适合有四环素适应证伴肾功能减退的患者(其他多数四环素类药物可能加重肾衰竭)。②治疗立克次体病(斑疹伤寒、恙虫病等)、支原体肺炎、回归热、布鲁菌病(与链霉素联合治疗)、鼠疫(与氨基糖苷类联合治疗)、土拉菌病、霍乱。③对青霉素类过敏者的破伤风、气性坏疽、雅司病、梅毒、淋病。④治疗酒渣鼻、痤疮、前列腺炎。⑤还可短期服用作为旅行者腹泻的预防用药及预防恶性疟和钩端螺旋体病。

(3)用法与用量。①口服:成人首次 0.2 g,以后 1 次 0.1 g,1 天 1~2 次;小儿 8 岁以上体重<45 kg 者首次 4 mg/kg,以后 1 次 2~4 mg/kg,1 天 1~2 次。体重超过 45 kg 者用量同成人。预防恶性疟,1 周 0.1 g。预防钩端螺旋体病,1 次 0.1 g,1 周 2 次。②静脉滴注:成人第 1 天 200 mg,分 1~2 次,以后根据感染的程度每天 100~200 mg,分 1~2 次。梅毒一期、二期治疗,1 天 300 mg,持续给药 10 天;8 岁以上儿童,45 kg 或 45 kg 以下儿童,第 1 天 4 mg/kg,分 1~2 次,以后根据感染的程度 2~4 mg/(kg·d)。体重超过 45 kg 者按成人剂量。每 100 mg 本品用 200~250 mL0.9% 氯化钠注射液或 5% 葡萄糖注射液或复方氯化钠注射液稀释后缓慢滴注(100~200 mg 一般输注 1~2 小时)。治疗维持到

发热症状结束 24~48 小时后。

（4）注意事项：①对四环素类药物过敏者、8 岁以下儿童及孕妇、哺乳期妇女一般应禁用。严重肝、肾功能不全者慎用。②常见的不良反应有胃肠道刺激症状，除恶心、呕吐、腹泻外，尚有舌炎、口腔炎和肛门炎。应餐后服，以大量水送服，并保持直立体位 30 分钟以上，以避免引起食管炎。③其他不良反应少于四环素，可见牙齿变色黄染、牙釉质发育不良；皮肤过敏引起红斑、荨麻疹、光敏性皮炎等；偶见良性颅内压增高、溶血性贫血等。④其他参见四环素。

（5）药物相互作用：①长期使用苯妥英钠或巴比妥类药物的患者，多西环素的消除 $t_{1/2}$ 可缩短至 7 小时。②本品可使地高辛吸收增加，导致其中毒。③其他参见四环素。

（二）氯霉素类（代表药物氯霉素）

（1）别名：氯胺苯醇，左霉素，左旋霉素，肤炎宁。

（2）作用与应用。本类药物作用于细菌核糖体 50S 亚基，抑制转肽酶使肽链延长受阻而影响蛋白质合成。体外具广谱抗微生物作用。临床主要用于：①伤寒、副伤寒及其他沙门菌属感染：氯霉素一般不作为首选药，而多选用氟喹诺酮类或第三代头孢菌素，后两者具有速效、低毒、复发少和愈后不带菌等特点。但本品成本低廉，某些国家和地区仍用于伤寒。②耐氨苄西林的 b 型流感嗜血杆菌脑膜炎；或青霉素过敏患者由脑膜炎奈瑟菌、肺炎链球菌所致的脑膜炎、脑脓肿（尤其耳源性，常为需氧菌和厌氧菌混合感染）；敏感的革兰氏阴性杆菌脑膜炎（常与氨基糖苷类抗生素联合应用），本品可作为选用药物之一。③严重厌氧菌（如脆弱类杆菌）感染：如腹腔感染、盆腔感染，常与其他抗菌药物联合应用，以控制同时存在的需氧菌及厌氧菌混合感染。④立克次体感染（地方性斑疹伤寒、Q 热和落基山斑点热等）。⑤治疗敏感菌引起的结膜炎、沙眼、角膜炎、眼睑缘炎及全眼球感染。辅以增稠、缓冲剂玻璃酸钠而成的氯霉素滴眼液，具有药液黏附力强、增加与眼的接触面积和时间等特点，可防治戴隐形眼镜引起的角膜损伤、角膜炎及眼疲劳，对老年性的眼干涩、疲劳也有改善作用。⑥急、慢性中耳炎，外耳道炎及耳部湿疹等。

（3）用法与用量。①口服：成人 1 天 1~2 g，分 3~4 次服；小儿 25~50 mg/(kg·d)，分 3~4 次服。新生儿脑膜炎必须使用时应不超过 25 mg/(kg·d)，需监测血药浓度。②静脉滴注：成人 1 天 1~2 g，分 2 次注射，本品 250 mg 至少用稀释液 100 mL。宜用干燥注射器抽取，边稀释边振荡，防止析出结晶。症状消退后应酌情减量或停药；小儿 25~50 mg/(kg·d)（浓度为 2.5~5.0 mg/mL）。

③经眼给药:治疗沙眼、结膜炎、角膜炎、眼睑缘炎等。滴眼液滴眼,1次1~2滴,1天3~5次,或每2小时1次;眼膏涂入眼睑内,1天3次;治疗眼内感染,结膜下注射,1次50~100 mg/0.5 mL,隔天1次;眼内注射,1~2 mg/0.1 mL。④经耳给药:滴耳液滴入耳道内,1次2~3滴,1天3次;耳栓1次1枚(32 mg),1天1次,5天为1个疗程。⑤阴道给药:每晚睡前在外阴清洁后将阴道软胶囊放入阴道深处,1次0.1 g,每晚1次。

(4)注意事项:①正确掌握适应证,一般轻症感染不要轻易选用本品。对本品过敏者、精神病患者、早产儿和新生儿禁用。孕妇及哺乳期妇女不宜应用。肝肾功能损害者、癫痫患者、老年人慎用。②可抑制骨髓造血功能,引起贫血、粒细胞及血小板减少,与剂量有关。偶有再生障碍性贫血发生,与剂量、疗程无关,发生率低,但病死率很高。③可致灰婴综合征,即血药浓度异常增高引起的循环衰竭,多发生于早产儿、新生儿应用本类药物剂量过大时。④有报道,本品尚能引起溶血性贫血(多在用药后数小时至2~3天发生,表现为发热、褐色尿、巩膜及皮肤黄染、脾大等)、铁粒幼细胞性贫血、球后视神经炎、循环及呼吸骤停、速发性变态反应及心肌损害等。皮疹、药物热、血管神经性水肿偶有发生,少见剥脱性皮炎。⑤长期应用可能引起视神经炎、共济失调,以及由于菌群失调而致的维生素缺乏和二重感染等。消化道反应有恶心、呕吐、食欲缺乏、舌炎、口腔炎等。⑥治疗前后及疗程中应定期检查血常规及血小板,系统监护血象,发现异常立即停药。⑦本品肌内注射常引起较剧烈的疼痛,还可致坐骨神经麻痹而造成下肢瘫痪,故已少用。

(5)药物相互作用:①肝药酶诱导剂如苯巴比妥、苯妥英钠、利福平等可降低本品的血药浓度。②与林可霉素类、大环内酯类同用可发生拮抗作用,因此不宜联合应用。本品可拮抗β-内酰胺类抗生素的抗菌作用。③本品与某些骨髓抑制药如抗肿瘤药、秋水仙碱、羟布宗、保泰松、青霉胺同用时,可增强骨髓抑制作用。同时进行放疗时,亦可增强本品骨髓抑制作用。④与铁剂、叶酸、维生素 B_{12} 合用可拮抗这些药物的造血作用。⑤本品可拮抗维生素 B_6 的作用,并使其经肾脏排出增加,导致贫血和周围神经炎的发生。⑥与含雌激素的避孕药合用避孕效果降低,并增加经期外出血的危险。

第二节　抗病毒药与抗真菌药

一、抗病毒药

(一)抗人类免疫缺陷病毒药(抗 HIV 药)

1.核苷类反转录酶抑制药(NRTI)

代表药物有齐多夫定、拉米夫定等。

齐多夫定进入宿主细胞后,因细胞中酶的作用转化成活化型三磷酸齐多夫定,后者竞争性抑制人类免疫缺陷病毒(HIV)反转录酶,抑制病毒 DNA 的合成、运送和整合至宿主细胞核,因而抑制病毒的复制。在细胞培养中本品与拉米夫定、去羟肌苷、扎西他滨、多种蛋白酶抑制药及非核苷类反转录酶抑制药有协同抗 HIV 作用。本品口服吸收迅速,生物利用度为 $60\%\sim70\%$。食物可延缓其吸收,但不影响其生物利用度。能通过血-脑屏障,在脑脊液内浓度可达血清浓度的 $50\%\sim60\%$。在肝脏与葡萄糖醛酸结合后,主要经肾脏排泄。$t_{1/2}$ 为 1.1 小时。用于治疗 HIV 感染所致的获得性免疫缺陷综合征(AIDS),患者有并发症(肺孢子菌肺炎或其他感染)时,尚需应用对症的其他药物联合治疗;亦用于 HIV 阳性的怀孕妇女及其新生儿预防 HIV 的母婴传播。

拉米夫定为化学合成核苷类似物,对 HIV 具有抑制反转录酶的作用,因而延缓病毒复制,在体内、外均具显著的抗 HIV-1 活性,且与其他核苷反转录酶抑制药(齐多夫定)联合有协同作用;对乙型肝炎病毒(HBV)亦有良好的抑制作用。本品口服吸收良好,生物利用度为 $80\%\sim85\%$,食物可延缓本品的吸收,但不影响生物利用度。体内分布广泛,可通过血-脑屏障进入脑脊液;亦可通过胎盘进入胎儿血液循环;并在乳汁中分泌。约 90% 的药物以原形经肾脏排泄。消除 $t_{1/2}$ 为 $5\sim7$ 小时。用于:①与其他抗反转录病毒药(如齐多夫定)联合治疗 HIV 感染。②HBV 所致的慢性乙型病毒性肝炎,其 HBsAg 持续阳性 6 个月以上、HBV DNA 阳性的患者。

2.非核苷类反转录酶抑制药(NNRTI)

代表药物为奈韦拉平。奈韦拉平为 HIV-1 非核苷类反转录酶抑制药,通过与 HIV-1 反转录酶直接结合,并破坏该酶的催化位点,阻断 RNA 和 DNA 依赖的 DNA 多聚酶活性,从而阻断 HIV 复制。本品对 HIV-2 反转录酶及人类

DNA 多聚酶无活性。单独应用时 HIV 可迅速产生耐药性,与核苷类反转录酶抑制药和蛋白酶抑制药合用可协同抑制 HIV 复制。本品口服吸收迅速,生物利用度超过 90％。体内分布广泛,可渗入脑脊液中,易通过胎盘屏障和进入乳汁中。主要在肝内代谢,80％以上的代谢物经尿排泄。适用于治疗 HIV-1 型感染,应与其他抗反转录酶药物联合用药;亦可单独用于阻断 HIV-1 母婴传播。

3.蛋白酶抑制药(PIs)

代表药物为沙奎那韦。沙奎那韦系蛋白酶抑制药。HIV 蛋白酶是在传染性 HIV 中发现的使病毒聚合蛋白前体裂解成单个功能蛋白的一种酶,为 HIV 复制和形成成熟的感染性病毒颗粒所必需的酶,抑制此蛋白酶可导致生成无感染性的不成熟病毒颗粒,进而抑制病毒复制,产生抗病毒作用。本品对急性和慢性细胞感染的 HIV 均有效。与反转录酶抑制药如齐多夫定、去羟肌苷、拉米夫定等合用时,呈相加或协同作用。蛋白酶编码基因的突变可导致病毒对本品的耐药。本品软胶囊(SGC)的生物利用度较硬胶囊(HGC)高。在肝脏代谢为无活性的代谢物。消除 $t_{1/2}$ 为 12～14 小时。与其他抗反转录病毒药物联用治疗 HIV 感染。

4.其他

例如恩夫韦地。恩夫韦地为合成肽类 HIV 融合抑制药,可与病毒包膜糖蛋白结合,阻止病毒与细胞膜融合所必需的构象变化,从而抑制 HIV-1 的复制。其他抗艾滋病药物是作用于细胞内部,阻止病毒在细胞内部复制,而本品却是通过阻止病毒与 T 细胞等免疫细胞的接触融合,干扰 HIV-1 进入 T 细胞,防止艾滋病患者的免疫系统遭受病毒破坏发生作用。用于 HIV 感染,与反转录酶抑制药联合应用。有用药后出现耐药性的报道。

（二）抗疱疹病毒药

代表药物为阿昔洛韦。又称无环鸟苷,开糖环鸟苷,无环鸟嘌呤。

阿昔洛韦为合成的核苷酸类抗病毒药。在体内转化为三磷酸化合物,干扰病毒 DNA 多聚酶的作用,抑制病毒 DNA 的合成。对细胞的 DNA 多聚酶也有抑制作用,但程度较轻。在组织培养中对单纯疱疹病毒(HSV)、水痘-带状疱疹病毒(VZV)、巨细胞病毒(CMV)等具高度选择性抑制作用。本品对疱疹病毒 1 型的活性比阿糖腺苷强 160 倍,比阿糖胞苷强 2 倍,是目前最有效的抗单纯疱疹病毒 1 型和 2 型的药物之一。对 EB 病毒亦有抑制作用,但对 HSV 的潜伏感染无明显效果。病毒可对阿昔洛韦产生耐药性。本品不仅具有高度抗病毒特性和低毒性,还具有良好的眼内穿透性。口服吸收率低(15％),可分布到全身各组织中,包括皮肤、脑、胎盘和乳汁等,血浆蛋白结合率低,脑脊液中药物浓度可达血浆浓度的 50%。主要经肾脏排泄。$t_{1/2}$ 为 2.5 小时。局部应用后可在疱疹损伤区达到较高浓度。用于:①HSV 感染,口服用于生殖器疱疹病毒感染初发和复发病例;对反复发作病例口服本品用作预防。注射剂用于免疫缺陷患者中初发和复发性 HSV(1 型和 2 型)所致的黏膜及皮肤感染、新生儿 HSV 感染、单纯疱疹性脑炎的治疗以及反复发作病例的预防。②VZV 感染,口服用于免疫功能正常者带状疱疹和免疫缺陷患者轻症病例的治疗;静脉给药用于免疫缺陷患者严重带状疱疹或免疫功能正常者弥散型带状疱疹的治疗。③免疫缺陷者水痘的治疗。④急性视网膜坏死综合征(ARN)、视网膜脉络膜炎、HSV 性葡萄膜炎;滴眼液或眼膏滴眼或涂眼,治疗病毒(HSV、VZV)性角膜炎、VZV 性结膜炎及眼睑皮炎。

用药时要注意以下几点:①对本品过敏者禁用。肝肾功能不全者、精神异常者、脱水者及 2 岁以下儿童慎用。哺乳期妇女用药应权衡利弊。②可出现贫血、血小板减少性紫癜、弥散性血管内凝血及红细胞、白细胞、血小板减少;也可有血尿素氮和一过性血清肌酐水平升高、皮疹、荨麻疹、出汗、血尿、低血压、头痛、恶心、呕吐、腹泻、肝功能异常、黄疸、肝炎等;尚可引起精神神经障碍(意识模糊、昏迷、幻觉、震颤、谵妄等)、急性肾衰竭,肾损害患者接受本品治疗时可造成死亡。③一旦出现疱疹的症状与体征,应尽早给药。对疱疹病毒性脑炎及新生儿疱疹的疗效尚未能肯定。水痘宜于急性发作 24 小时内进行治疗。④静脉给药可引起静脉炎,静脉滴注时切忌药液外漏,只能缓慢滴注(持续 1~2 小时),不可快速推注,不可肌内和皮下注射。⑤口服给药时应摄入充足的水,防止药物沉积于肾小管内。⑥坏疽型、大疱型、严重出血型带状疱疹及皮肤有严重继发感染者禁用本品凝胶。⑦本品滴眼液水溶性差,在寒冷气候下易析出结晶,使用时需先溶解(可采用水浴加热)。⑧外用制剂仅用于皮肤及黏膜,不能用于眼。涂药时需戴指套或手套。

(三)抗流感病毒药

代表药物为利巴韦林,又称病毒唑,三氮唑核苷,三唑核苷。

利巴韦林为广谱抗病毒药,对多种 RNA 和 DNA 病毒有效。体外具有抑制呼吸道合胞病毒(RSV)、流感病毒、甲型肝炎病毒、腺病毒等多种病毒生长的作用。本品并不改变病毒吸附、侵入和脱壳,也不诱导干扰素的产生。药物进入被病毒感染的细胞后迅速磷酸化,其产物作为病毒合成酶的竞争性抑制药,抑制肌苷单磷酸脱氢酶、流感病毒 RNA 多聚酶和 mRNA 鸟苷转移酶,从而引起细胞内三磷酸鸟苷的减少,阻碍病毒核酸和蛋白质的合成,使病毒的复制与传播受抑。对呼吸道合胞病毒也可能具免疫作用及中和抗体作用。本品可口服、静脉滴注、滴鼻和喷雾吸入。口服吸收迅速而完全,达峰时间为 1.5 小时。可透过胎盘,也能进入乳汁,在肝内代谢,主要经尿排泄。适用于:①呼吸道合胞病毒引起的病毒性肺炎和支气管炎,通常以气雾剂给药。②皮肤疱疹病毒感染。③防治病毒性上呼吸道感染(滴鼻)。④治疗拉沙热或流行性出血热(具肾脏综合征或肺炎表现者),静脉滴注或口服。对早期患者疗效明显,有降低病死率、减轻肾损害、降低出血倾向、改善全身症状等作用。⑤治疗慢性丙型病毒性肝炎,本品口服与重组干扰素 α-2b 或 PEG 干扰素 α 联合。⑥眼部给药治疗单纯疱疹病毒性角膜炎,不宜用于其他病毒性眼病。

用药注意事项:①对本品过敏者、自身免疫性肝炎患者及孕妇禁用。活动性结核、严重或不稳定型心脏病患者不宜使用。严重贫血、肝肾功能异常者慎用。②最主要的毒性是溶血性贫血。大剂量应用(包括滴鼻在内)可致心脏损害;对有呼吸道疾病(慢性阻塞性肺疾病或哮喘)者可致呼吸困难、胸痛等。全身不良反应有疲倦、头痛、虚弱、乏力、胸痛、发热、寒战、流感症状等;消化系统症状有食欲缺乏、胃部不适、恶心、呕吐、轻度腹泻、便秘、消化不良等;精神神经系统症状有眩晕、失眠、情绪化、易激惹、抑郁、注意力障碍、神经质等;肌肉骨骼系统症状有肌肉痛、关节痛;皮肤附件系出现脱发、皮疹、瘙痒等;此外,尚可有味觉异常、听力异常表现。③本品不宜用于未经实验室确诊的呼吸道合胞病毒感染患者;不用于哺乳期妇女呼吸道合胞病毒感染(因哺乳期妇女呼吸道合胞病毒感染具自限性)。④本品滴眼液不宜用于除 HSV 性角膜炎外的病毒性眼病。气雾剂不应与其他气雾剂同时使用。⑤治疗开始前、治疗期间和停药后至少 6 个月,服用本品的女性或男性配偶均应有效避孕。

同类药物还有奥司他韦等。

(四)抗肝炎病毒药

最常见的为干扰素(IFN),干扰素是宿主细胞受到病毒感染或干扰素诱生剂等激发后,诱导产生的一类具有多种生物活性的糖蛋白,具有抗病毒、抗肿瘤活性及免疫调节等作用。干扰素可分为 α、β 和 γ 3 种主要类型,分别为人白细胞干扰素(IFN-α)、人成纤维细胞干扰素(IFN-β)和人免疫细胞干扰素(IFN-γ)。α 干扰素和 β 干扰素又统称为Ⅰ型干扰素,均可由病毒感染或应用多核苷酸后产生;γ 干扰素亦称免疫干扰素或Ⅱ型干扰素,由特异性抗原刺激 T 淋巴细胞产生。干扰素无抗原性,但有高度的种属特异性,故只有人的干扰素才对人有效。

干扰素也可通过大肠埃希菌、酵母基因工程重组而得,目前临床所用者大多为基因重组人源化干扰素制品,如 rhIFNα-2b、rhIFNα-2a 等。干扰素并不直接进入宿主细胞损伤或抑制病毒,而是与细胞膜表面的特异性干扰素受体结合后可启动一系列细胞内反应。这种免疫调节活性亦可增强机体自然杀伤(NK)细胞、巨噬细胞等的吞噬功能,同时增强细胞毒 T 淋巴细胞对靶细胞的杀伤作用等。最近发现干扰素的抗肿瘤作用还与其抑制血管内皮细胞增殖,抑制肿瘤内新生血管的生成有关。α 干扰素和 β 干扰素具有共同的受体,因此两者无协同作用;而 γ 干扰素的受体与 α 干扰素或 β 干扰素的受体均不同,故 γ 干扰素与 α 干扰素或 β 干扰素均有协同作用。干扰素亦可产生一些全身症状和由免疫反应引起的组织损伤。干扰素具有广谱抗病毒活性,除了用于病毒性肝炎的治疗外,还用于急性病毒感染性疾病,如流感及其他上呼吸道感染性疾病、病毒性心肌炎、流行性腮腺炎、乙型脑炎等;慢性病毒性感染,如慢性活动性肝炎、巨细胞病毒(CMV)性感染;并可用于肿瘤的治疗。

药物使用注意事项:①严重心、肝、肾功能不全,骨髓抑制者禁用。孕妇、哺乳期妇女慎用。②常见发热、疲乏、食欲下降、恶心、呕吐、流感样症状等。偶有嗜睡、精神错乱、呼吸困难、肝功能降低、白细胞减少及变态反应等。其中干扰素 α-2a 较干扰素 α-2b 的发生率稍低,皮下注射较肌内注射的发生率相对低。

二、抗真菌药

(一)抗生素类抗真菌药

常见药物为两性霉素 B。两性霉素 B 为抗深部真菌感染药,几乎对所有真菌均有抗菌活性,为广谱抗真菌药。对新生隐球菌、白假丝酵母、芽生菌、荚膜组织胞浆菌、粗球孢子菌、孢子丝菌等有较强的抑菌作用,高浓度时有杀菌作用。本品用于治疗包括隐球菌、球孢子菌、荚膜组织胞浆菌、芽生菌、孢子丝菌、假丝酵母、毛霉属、曲霉属所致的血流感染、心内膜炎、脑膜炎(隐球菌及其他真菌)、腹腔感染、肺部感染、尿路感染和眼内炎等;两性霉素 B 胆固醇复合体等制剂适用于肾功能不全患者、不能耐受治疗剂量的两性霉素 B 常规制剂以及经后者治疗无效的侵袭性曲霉病患者;两性霉素 B 局部应用治疗皮肤灼、烧伤后真菌感染,呼吸道真菌感染,真菌性角膜溃疡等;口服用于肠道真菌感染;阴道泡腾片用于阴道真菌感染,对顽固复发的阴道炎有特效。本品尚可作为美洲利什曼原虫病的替代治疗药。

注意事项:①对本品过敏者、严重肝病患者禁用。肝、肾功能不全及电解质紊乱者慎用。②本品毒性较大,可发生寒战、发热、头痛、食欲缺乏、恶心、呕吐等反应,静脉用药可引起血栓性静脉炎,鞘内注射可引起背部及下肢疼痛。对肾脏有损害作用,可致蛋白尿、管型尿,定期检查发现尿素氮>20 mg%或肌酐>3 mg%时应采取措施,停药或降低剂量。尚有白细胞减少、贫血、血压下降或升高、肝功能损害、复视、周围神经炎、皮疹等反应。③使用期间可出现心率加快,甚至心室颤动,多与注入药液浓度过高、速度过快、用量过大,以及患者低血钾有关。④用药期间应监测肝、肾功能,血象及血钾。出现低钾血症时应高度重视,及时补钾。⑤使用期间应用抗组胺药可减轻某些反应。皮质激素也有减轻反应的作用,但只限在反应较严重时用,勿作常规使用。⑥静脉滴注如漏出血管外可引起局部炎症,可用5%葡萄糖注射液抽吸冲洗,也可加少量肝素钠注射液于冲洗液中。

(二)吡咯类(唑类)抗真菌药

1.咪唑类(克霉唑)

(1)别名:三苯甲咪唑,氯苯甲咪唑,氯代三苯甲咪唑,氯曲马唑,杀癣净,正美汀,妇康安,凯妮汀,克罗确松,抗真菌1号。

(2)作用与应用:本品为唑类广谱抗真菌药,对深部、浅部真菌如表皮癣菌、毛癣菌、隐球菌和假丝酵母属均具有抗菌活性。通过抑制真菌细胞膜麦角固醇的合成发挥抗真菌作用。口服不易吸收,血药峰浓度较低。本品主要作局部用药治疗浅部真菌感染,如皮肤、黏膜假丝酵母感染;由毛癣菌、小孢子菌和表皮癣菌所致的手足癣、股癣和体癣,秕糠状鳞斑癣菌所致的花斑癣等。口服用于口咽部假丝酵母感染的治疗及预防。

(3)用法与用量。①局部给药:口腔药膜贴于口腔内患处,1天3次,溶化后可咽下;涂膜外涂,使用前先将患部洗干净,再将本品涂上一层,待干成膜即可,1天1~2次;溶液、乳膏、软膏外用,洗净患处后,将足量的溶液或乳膏覆盖在病灶及其周围区域,1天2~3次。②阴道给药:阴道片、泡腾片、药膜或栓剂置于阴道深处,每晚1次,1次1片(粒)。③口服:1次0.25~1.00 g,1天3次。④滴耳:真菌性耳道炎,1次3~5滴,1天2~3次。患耳朝上,耳浴5分钟。

(4)注意事项:①对本品及硝基咪唑类药物过敏者禁用。②外用本品偶可引起接触性皮炎。③应避免接触眼睛。④在月经期间禁止采用阴道治疗方案。⑤治疗假丝酵母病需避免封包,否则可促使酵母生长。

同类药物还有咪康唑,又称达克宁,为广谱抗真菌药,目前主要局部应用治疗皮肤癣菌、假丝酵母等引起的阴道、皮肤或指甲的真菌感染,如慢性广泛性皮肤黏膜假丝酵母病、假丝酵母性外阴阴道炎、体癣、手癣、足癣、股癣、花斑癣、真菌性甲沟炎等。静脉给药用于假丝酵母属所引起的严重感染,包括腹膜炎、肺炎和尿路感染;严重隐球菌病、球孢子菌病、副球孢子菌病等。

2.三唑类

有三唑环的合成唑类抗真菌药,对深部真菌及浅表真菌均有抗菌作用。主要用于以下情况。

(1)治疗深部真菌引起的系统感染:如芽生菌病、组织胞浆菌病、球孢子菌病、着色真菌病、孢子丝菌病、类球孢子菌病、曲霉病等。

(2)口腔、阴道假丝酵母感染及真菌性结膜炎、真菌性角膜炎。

(3)浅部真菌感染:如手足癣、体癣、股癣、花斑癣等。

(4)皮肤癣菌和/或酵母所致的甲真菌病。

(三)丙烯胺类抗真菌药

代表药物有特比萘芬,为活性高、毒性低、口服有效的丙烯胺类衍生物,通过抑制真菌细胞麦角固醇合成过程中的鲨烯环加氧酶,使鲨烯在细胞中蓄积,继而影响真菌细胞膜的结构和功能。具有广谱抗真菌活性,尤其对皮肤癣菌(红色毛癣菌、石膏样毛癣菌等)有较强的杀菌或抑菌作用,对曲霉、皮炎芽生菌、荚膜组织胞浆菌、白假丝酵母、镰孢和其他丝状真菌亦具有良好的抗菌活性。口服吸收迅速良好,在毛发、皮肤和甲板等处长时间维持较高浓度。用于浅表真菌引起的皮肤、指(趾)甲感染,如毛癣菌、犬小孢子菌、絮状表皮癣菌等引起的体癣、股癣、手癣、足癣、花斑癣、甲癣以及皮肤白假丝酵母感染。

(四)嘧啶类抗真菌药

氟胞嘧啶是其代表药物,又称5-氟胞嘧啶,为人工合成的广谱抗真菌药,通过干扰真菌的核酸合成起作用。对假丝酵母、隐球菌和地丝菌有良好的抑制作用,对部分曲霉以及引起皮肤真菌病的分枝孢子菌、瓶霉等也有一定的抗菌活性,对其他真菌和细菌均无作用。单用本品时真菌易对之产生耐药性。口服吸收良好,3～4小时血药浓度达高峰。广泛分布于深部体液中,可透过血-脑屏障,也可进入感染的腹腔、关节腔和房水中。适用于假丝酵母、隐球菌等敏感菌株所致的全身性真菌感染(如假丝酵母属心内膜炎、隐球菌属脑膜炎、假丝酵母属或隐球菌属所致的血流感染、肺部感染、尿路感染等)。在治疗播散性真菌病时,需与两性霉素B联合应用以增强疗效。

第三节　抗结核病药

一、一线抗结核病药

一线抗结核病药主要有异烟肼和利福平。

异烟肼是一种具有杀菌作用的合成抗感染药,只对分枝杆菌尤其是对生长繁殖期的结核分枝杆菌有强大的杀灭作用,是治疗活动性结核的首选药物。其对静止期结核分枝杆菌无杀灭作用而仅有抑菌作用,故清除药物后,结核分枝杆菌可恢复正常的增殖活动。其作用强度与渗入到病灶部位的浓度有关,低浓度抑菌,高浓度杀菌。与其他药物相比,本品对结核分枝杆菌有良好的抗菌作用,疗效较好,用量较小,毒性相对较低,易为患者所接受。本品单独使用易产生耐药性,但停用一段时间后可恢复对药物的敏感性。与其他抗结核病药间无交叉耐药性,临床常采取联合用药以增加疗效和延缓耐药性的发生。本品口服吸收率为 90%,药物浓度达峰时间为 1~2 小时。蛋白结合率甚低,易通过血-脑屏障。可迅速分布于全身体液和细胞液中,其中脑脊液、胸腔积液、腹水、关节腔、肾、纤维化或干酪样病灶及淋巴结中含量较高。本品大部分在肝脏内乙酰化,由于遗传差异,人群可分为快代谢型和慢代谢型,其半衰期有显著性差异,前者为1.1 小时,后者为 3 小时。若每天给药则代谢慢者不良反应相对重而多;若采用间歇给药方法,特别是每周 1 次给药,快代谢型的疗效相对较差,故临床上应根据不同患者的代谢类型确定给药方案。用于:①本品与其他抗结核病药联合,治疗各型结核病,包括肺结核的进展期、溶解播散期、吸收好转期、结核性脑膜炎和其他肺外结核(结核性胸膜炎、腹膜炎、心包炎及胃肠道结核、泌尿生殖器结核、骨关节结核、淋巴结结核)及其他分枝杆菌感染。规范化治疗时必须联合使用其他抗结核病药,以防止或延缓耐药性的产生。对粟粒型结核和结核性脑膜炎应加大剂量、延长疗程,必要时注射给药。②单独使用预防各型结核病。此外,对痢疾、百日咳、睑腺炎等也有一定疗效。

异烟肼与利福平合用时,对结核分枝杆菌有协同抗菌作用,但可能增加肝毒性,尤其是已有肝功能损害者或为异烟肼快乙酰化者,故在治程中(尤其是头3 个月)应密切观察有无肝毒性征象出现。

利福平为半合成广谱杀菌药,抗菌谱广且作用强大,对结核分枝杆菌具高度抗菌活性,对繁殖期和静止期的细菌均有效,能增加链霉素和异烟肼的抗菌活性;部分其他分枝杆菌(包括麻风分枝杆菌等)对利福平敏感;对葡萄球菌包括甲氧西林耐药菌株具强大的抗菌活性;肺炎链球菌、链球菌属、肠球菌属、炭疽杆菌、产单核细胞李斯特菌对本品敏感;革兰氏阴性菌中脑膜炎奈瑟菌、淋病奈瑟菌对本品高度敏感;黄杆菌属对本品敏感;流感嗜血杆菌(包括对氨苄西林耐药菌株)对本品通常敏感;利福平对嗜肺军团菌具强大的抗菌作用;对沙眼衣原体、鹦鹉热嗜衣原体、立克次体、贝纳柯克斯体均具良好的抗微生物效应。口服吸收良好,可达 90%～95%,于 1～2 小时血药浓度达峰值。本品易渗入机体各组织和体液(包括脑脊液)中。口服常用剂量后,有效浓度可维持约 6 小时。在肝脏代谢,主要代谢物去乙酰利福平仍具有抗菌活性,但抗菌能力较弱,仅为利福平的 1/10。体内药物多自胆汁中排泄,约 1/3 的药物由尿排泄,尿中药物浓度可达治疗水平。$t_{1/2}$ 为 2～5 小时。本品有酶促作用,连续服用可缩短自身的半衰期。

利福平有酶促作用,可加速自身及许多药物的代谢,如洋地黄毒苷、奎尼丁、普萘洛尔、维拉帕米、巴比妥类药物、口服抗凝血药、氯贝丁酯、美沙酮及磺酰脲类口服降血糖药、糖皮质激素和茶碱等,使它们的作用降低。利福平与上述药物并用时需注意调整它们的剂量。长期服用本品,可降低口服避孕药的作用而导致避孕失败。与异烟肼联合使用,对结核分枝杆菌有协同抗菌作用,但肝毒性增加,应加以注意。连续饮酒也可增加肝毒性。与对氨基水杨酸钠(PAS)合用可影响本品吸收,并增加肝毒性。

二、二线抗结核病药

代表药物为氨基水杨酸钠。

(一)别名

对氨柳酸钠,派斯钠。

(二)作用与应用

本品仅对细胞外的结核分枝杆菌有抑菌作用,抗菌谱窄,疗效较一线抗结核病药差。单独应用时结核分枝杆菌对本品迅速产生耐药性,因此必须与其他抗结核病药合用。本品尚有较强的降血脂作用。口服吸收快,体内分布广,部分药物在肝内代谢失活,主要经肾脏排泄。作为二线抗结核病药,主要与异烟肼和链霉素联合使用,治疗肺与肺外结核病,以延缓耐药性产生,增加疗效。也可用于甲状腺功能亢进症(简称甲亢),对于甲亢术前合并结核患者较适用,在用碘剂无效而影响手术时,可短期服本品为手术创造条件。

（三）用法与用量

1.口服

结核病,成人1次2～3 g,1天8～12 g,餐后服;小儿200～300 mg/(kg•d),分3～4次服。1天总量不超过12 g。甲亢术前,成人1天8～12 g,分4次服,同时服用维生素B、维生素C,服药时间不可过长,以防毒性反应出现。

2.静脉滴注

1天4～12 g(先从小剂量开始),临用前加适量灭菌注射用水溶解后,再用5％葡萄糖注射液或等渗氯化钠注射液500 mL稀释,配成3％～4％浓度,2～3小时滴完;小儿200～300 mg/(kg•d),分2～3次。

3.胸腔注射

治疗结核性脓胸,用20％溶液10～20 mL(用等渗氯化钠注射液溶解)注入胸膜腔内。

（四）注意事项

(1)对本品及其他水杨酸类药物过敏者禁用。肝肾功能减退、充血性心力衰竭、消化性溃疡、葡萄糖-6-磷酸脱氢酶(G-6-PD)缺乏者慎用。孕妇及哺乳期妇女使用时需权衡利弊。

(2)不良反应常见为胃肠反应,如恶心、呕吐、食欲缺乏、腹泻、腹痛,进餐、餐后服或与抗酸药同服可减轻症状。亦可有皮疹、发热、关节痛等变态反应。偶可引起ALT升高、肝损害、白细胞减低等。

(3)本品水溶液不稳定,见光可分解变色,故静脉滴注溶液应现配现用,并在避光条件下(在滴瓶外面用黑纸包上)5小时内滴完。不得使用变色溶液。

（五）药物相互作用

(1)能干扰利福平的吸收,两者同用时应间隔6～8小时。

(2)本品可减少异烟肼的肝内乙酰化,使药效增加,但肝毒性也增强。

(3)与乙硫异烟胺、甲氨蝶呤合用可使它们的不良反应增强。

(4)忌与水杨酸类同服,以避免胃肠反应加重及导致胃溃疡。

(5)可增强口服抗凝血药的活性,引起出血。

参 考 文 献

[1] 吴国忠.药物基本知识[M].北京:人民卫生出版社,2020.

[2] 涂宏,刘丽英.常见病联合用药手册[M].北京:中国医药科技出版社,
    2021.05.

[3] 董志强.药物综合治疗学[M].济南:山东大学出版社,2022.

[4] 刘欣.药物应用与疾病诊疗[M].天津:天津科学技术出版社,2020.

[5] 张淑娟.临床药物治疗实践[M].北京:科学技术文献出版社,2020.

[6] 赵丽娅.药物学基础[M].郑州:河南科学技术出版社,2020.

[7] 吴宝剑.药物代谢与转运[M].北京:科学出版社,2020.

[8] 张爱华.药物学基础与临床[M].哈尔滨:黑龙江科学技术出版社,2020.

[9] 王伟.药物合理应用[M].汕头:汕头大学出版社,2021.

[10] 易凡.疾病学基础与药物干预[M].济南:山东大学出版社,2022.

[11] 王文萱.常用临床药物[M].北京:科学技术文献出版社,2020.

[12] 徐丽.实用内科疾病药物治疗[M].北京:科学出版社,2020.

[13] 郭永福.临床常见不合理用药实例分析[M].兰州:甘肃科学技术出版
    社,2021.

[14] 何波.心血管药物和药理学发展研究[M].广州:世界图书出版广州有限公
    司,2020.

[15] 刘江波,徐琦,王秀英.临床内科疾病诊疗与药物应用[M].汕头:汕头大学
    出版社,2021.

[16] 单鹏.现代临床药物应用[M].长春:吉林科学技术出版社,2020.

[17] 唐士平.药物学基础与临床常用药物[M].北京:金盾出版社,2020.

[18] 何红梅,杨志福.常用药物不良反应速查手册[M].北京:中国医药科技出版

社,2020.

[19] 赵立春.现代药物学指南[M].天津:天津科学技术出版社,2020.

[20] 时慧.药学理论与药物临床应用[M].北京:中国纺织出版社,2021..

[21] 伦志彩.常见药物临床应用[M].北京:科学技术文献出版社,2020.

[22] 沈柏蕊.精编临床药物基础与应用[M].沈阳:沈阳出版社,2020.

[23] 张艳秋.现代药物临床应用实践[M].北京:中国纺织出版社,2021.

[24] 冀洪波.实用药物与应用[M].天津:天津科学技术出版社,2020.

[25] 王博.药物学基础[M].重庆:重庆大学出版社,2021.

[26] 王晓蕾.实用临床药物汇编[M].北京:科学技术文献出版社,2020.

[27] 刘秀梅.实用药物基础与实践[M].沈阳:沈阳出版社,2020.

[28] 文爱东,王靖雯.常用药物相互作用速查手册[M].北京:中国医药科技出版社,2020.

[29] 孙桂霞.现代临床药物应用[M].哈尔滨:黑龙江科学技术出版社,2020.

[30] 李玉峰.内科疾病药物合理联用处方[M].郑州:河南科学技术出版社,2020.

[31] 丁秀芹.实用临床药物应用[M].北京:科学技术文献出版社,2020.

[32] 张志清,王淑梅.常用药物使用方法速查手册[M].北京:中国医药科技出版社,2020.

[33] 王潞.实用药物学进展[M].北京:科学技术文献出版社,2020.

[34] 王佳佳.临床药物理论与实践[M].北京:科学技术文献出版社,2020.

[35] 刘辉.实用常用药物与合理用药[M].北京:科学技术文献出版社,2020.

[36] 赫志静,秦怀国,常罡,等.硝苯地平临床应用与剂型研究进展[J].药学研究,2022,41(8):545-550.

[37] 周继锋,高松寅,梁新生.托吡酯与苯妥英钠治疗难治性癫痫的效果[J].河南医学研究,2022,31(17):3177-3180.

[38] 曹茗.氯吡格雷联合阿司匹林治疗不稳定型心绞痛的效果及对炎性因子水平的影响[J].临床合理用药杂志,2022,15(26):33-36.

[39] 滕荣仕.抗感冒药西药类成分临床应用新进展[J].世界最新医学信息文摘,2019,19(95):37-38.

[40] 程雅盟,张玉芹.布地奈德联合沙丁胺醇雾化吸入治疗支气管哮喘急性发作的效果[J].临床医学,2022,42(8):100-102.